La sindrome di Prader-Willi

La pubblicazione di questo libro è stata resa possibile grazie al generoso supporto finanziario di:

Associazione PWS della Svizzera

Institut Wachstum Pubertät Adoleszenz

e da un contributo della
Pfizer Endocrine Care.

Urs Eiholzer

La sindrome di Prader-Willi

Il comportamento con i pazienti affetti da questa sindrome

68 immagini, 57 a colori, 2006

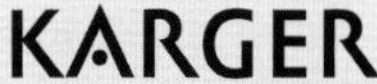

Basel • Freiburg • Paris • London • New York • Bangalore • Bangkok • Singapore • Tokyo • Sydney

PD Dr. med. Urs Eiholzer
Institut Wachstum Pubertät Adoleszenz
Möhrlistrasse 69
CH-8006 Zürich
Svizzera
www.childgrowth.org

Redazione: Dr. Eberhard Zangger
Traduzione dall'inglese all'italiano: Giorgio Fornasier

Biblioteca del Congresso che cataloga i dati pubblicati.
Un catalogo con questo titolo è disponibile presso la Biblioteca del Congresso.

Dosaggio dei farmaci
Gli autori e l'editore hanno messo tutto il loro impegno per assicurare che la selezione dei farmaci ed il loro dosaggio indicati in questo testo siano in accordo con i correnti consigli ed applicazioni al momento della pubblicazione. In ogni modo, in previsione dell'evoluzione della ricerca, dei cambiamenti nelle regole di ogni governo, del costante flusso di informazioni relative alla terapia con farmaci e dei loro effetti, il lettore è pregato di leggere attentamente le istruzioni contenute all'interno della confezione di ogni farmaco riguardo qualsiasi cambiamento nelle indicazioni, dosaggio e per ulteriori avvertenze e precauzioni. Questo è particolarmente importante quando l'agente consigliato è un farmaco nuovo o poco impiegato.

www.karger.com
Printed in Switzerland on acid-free paper by Reinhardt Druck, Basel
ISBN 978-3-8055-8158-5 (Italiano)
ISBN 978-3-8055-7845-5 (Deutsch)
ISBN 978-3-8055-7846-2 (English)
ISBN 978-3-8055-8159-2 (Español)

Indice

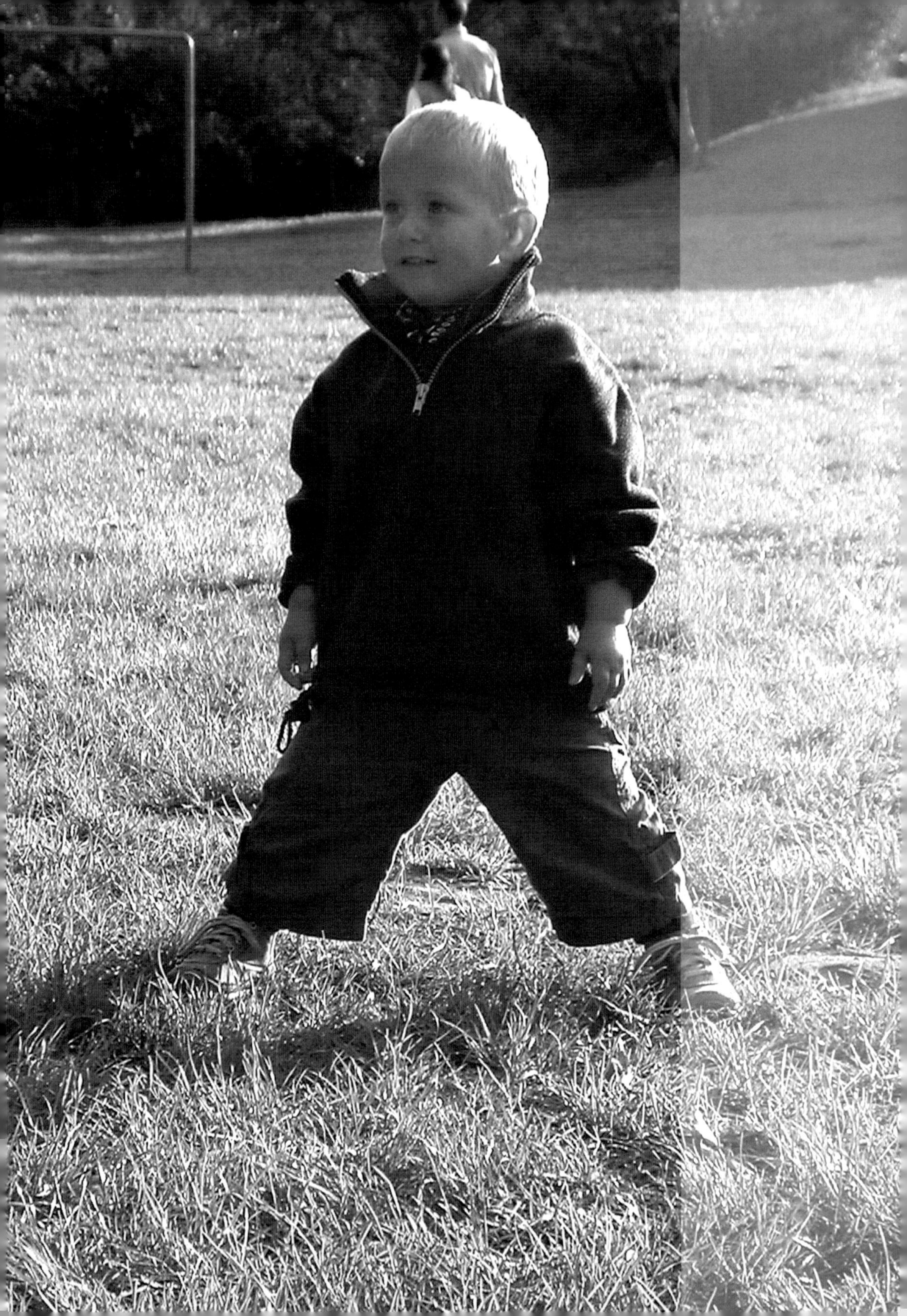

Tutto è diverso ora!

Nostro figlio è nato … Disabile

Gioia e dolore qualche volta camminano assieme mano nella mano. E questo lo sanno bene i genitori di un figlio disabile. All'inizio, quando appare evidente che ci potrebbe essere qualcosa che non va nel neonato, vivono un crescente senso di paura. Poi quando emerge che c'è veramente qualcosa che non va subentra la disperazione. Una diagnosi certa può portare un enorme sollievo perché il problema ha un nome ed una identità, ma quando i genitori cominciano a capire il significato della diagnosi, la paura prende di nuovo il sopravvento. Iniziano ad immaginare quale futuro si prospetta, sia per il loro rapporto di coppia che per l'equilibrio e lo sviluppo dell'intera famiglia. Infine arriva la domanda inevitabile 'Perché proprio a noi?'. Solo allora la famiglia comincia veramente a guardare avanti affrontando il futuro.

Con la sindrome di Prader-Willi (PWS), gioia e dolore continuano e convivono perché lo sviluppo del bambino con PWS condiziona tutti tre i livelli: biologico, psicologico e sociale. Periodi belli sono frequentemente seguiti da quelli difficili, con tutte le risorse della famiglia spesso impegnate al massimo.

Lo scopo di questo libro è quello di rendere la vita un po' più facile per genitori, parenti, medici e terapisti di bambini affetti da PWS offrendo loro un breve, comprensibile panorama su

'Naturalmente è importante sapere cos'è la PWS e quali problemi comporta. Ma sottolinea anche l'aspetto "positivo" della malattia, spesso ignorato. Quali dei nostri amici, per esempio, potrebbero portare tranquillamente il bambino al ristorante senza problemi o rimproveri, al contrario di quanto avviene con il nostro Pierre? È inoltre molto importante e vitale ricordare sempre le gioie che potete vivere con vostro figlio!'

quello che attualmente si conosce di questa malattia. L'Associazione Svizzera PWS per prima mi ha chiesto alcuni anni fa di mettere assieme qualcosa del genere. La prima edizione è stata realizzata nel 1998 ed era basata principalmente sulle esperienze di genitori appartenenti all'Associazione PWS Svizzera. Negli ultimi 5 anni, però, la ricerca sul controllo dell'appetito in generale, come pure la terapia su pazienti affetti da PWS, hanno avuto un tale sviluppo che è diventato necessario aggiornare completamente l'edizione precedente, traducendola e rendendola accessibile a livello Internazionale. Desidero segnalare che le ultime scoperte scientifiche sono state pubblicate in due volumi di facile comprensione e che sono attualmente disponibili. I lettori interessati vi troveranno informazioni dettagliate su alcuni aspetti che qui sono descritti solo in termini generali. A causa del rapido progresso nella ricerca sulla PWS, questo libro deve essere considerato come un progetto in continua costruzione ed evoluzione e non un prodotto finito.

Questa pubblicazione è divisa in sei sezioni. Dopo l'introduzione, il secondo capitolo presenta una panoramica sulla storia della ricerca relativa alla sindrome, nonché sulle sue caratteristiche principali e sui metodi più importanti di cura. La terza parte descrive le cause genetiche e spiega come il difetto genetico può trasformarsi in sintomi, illustrando i metodi di diagnosi. La quarta e quinta parte contengono descrizioni dettagliate dei sintomi ed i metodi di trattamento del paziente. Segue poi una breve conclusione. Abbiamo aggiunto alcuni brani tratti da conversazioni avute con i genitori di alcuni miei pazienti, con il preciso intento di illustrare la vita quotidiana di chi ha figli con PWS.

Sono grato a Pfizer Endocrine Care ed all'Associazione PWS Svizzera per i preziosi suggerimenti e il supporto finanziario che hanno consentito la pubblicazione di questo libro. Vorrei ringraziare inoltre la Swiss National Foundation e la Swiss Academy for Medical Sciences, come pure le ditte Pfizer, NovoNordisk e Serono per il loro continuo supporto alle attività del nostro istituto di ricerca. Un particolare ringraziamento va inoltre alla Foundation Growth Puberty Adolescence e al suo direttivo nonché ai miei collaboratori – specialmente il Dr. Dagmar l'Allemand, Michael Schlumpf e Claudia Weinmann – per il loro prezioso contributo.

Il ringraziamento più grande però va ai ragazzi, adolescenti ed adulti con PWS e alle loro famiglie, dei quali mi prendo cura da tempo. Loro arricchiscono la mia vita e sono loro grato per avermi dato la possibilità di imparare così tanto da loro.

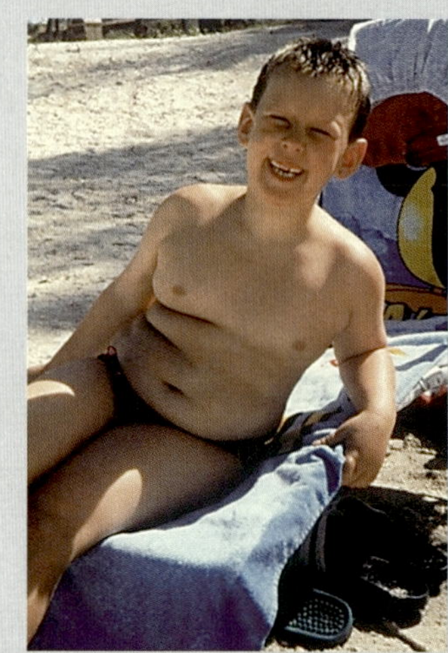

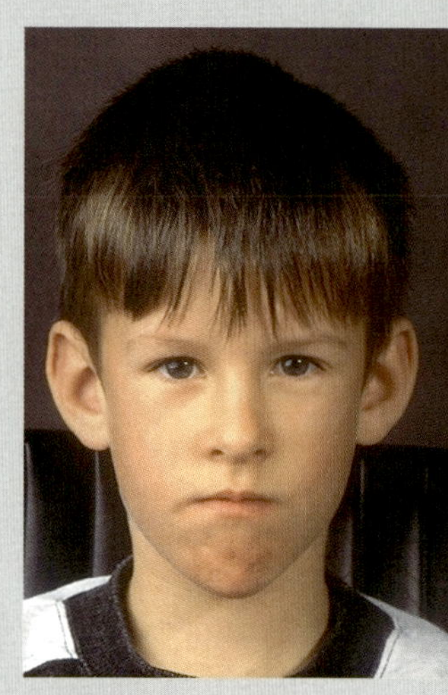

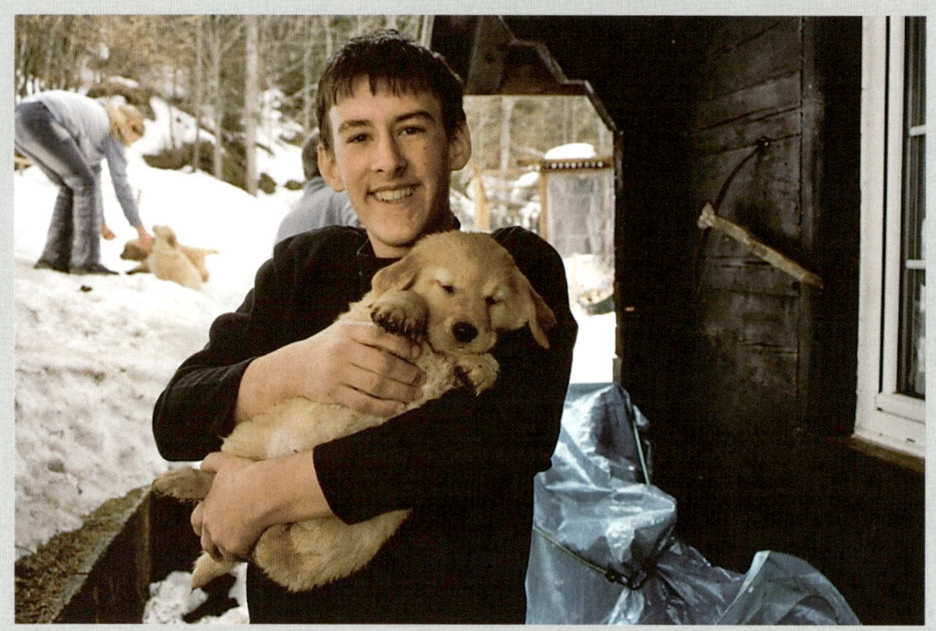

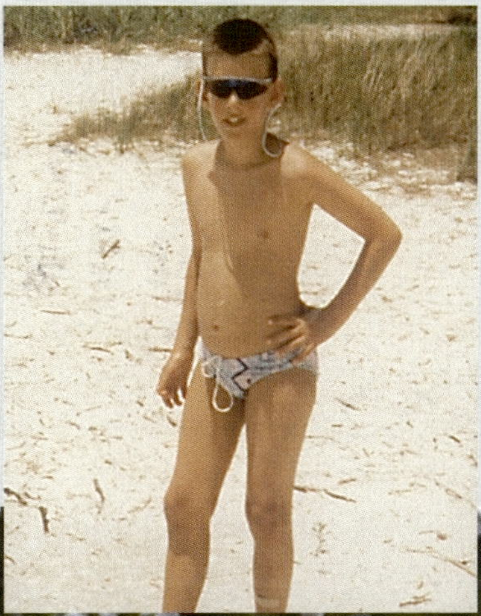

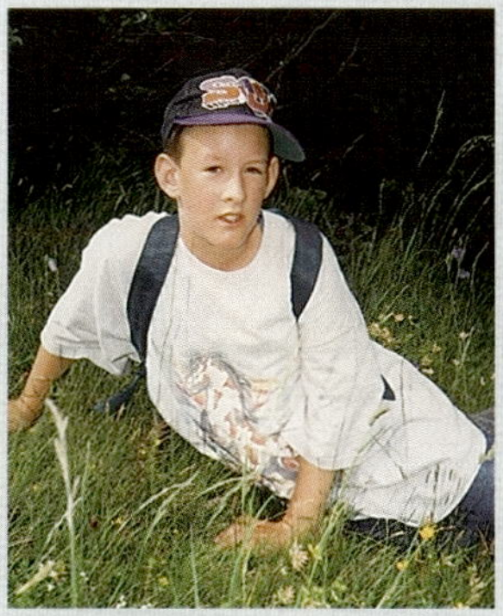

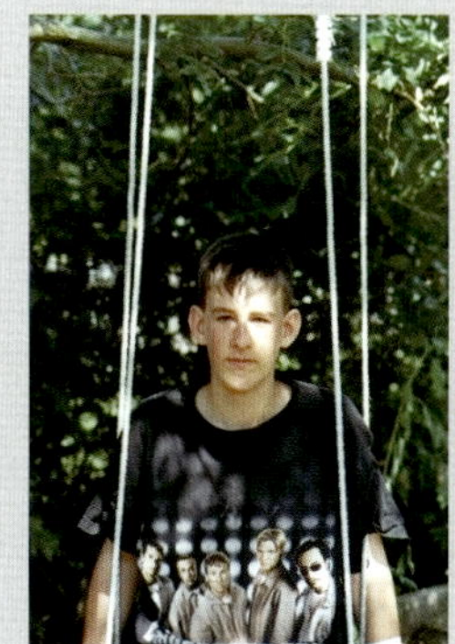

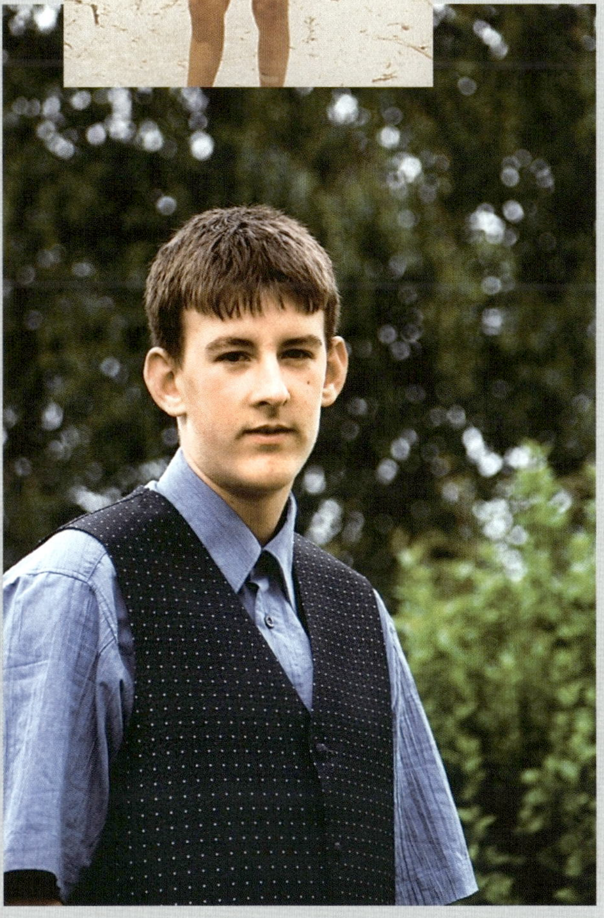

Marco

A quasi sette anni, Marco ha iniziato a perdere peso con una gestione intensiva, controllo stretto della assunzione di cibo e trattamento con ormone della crescita. Questo ha portato il ragazzo con PWS ad essere come un ragazzo normale. Marco pratica tutte le attività sportive che è in grado di fare. Da adolescente, vive la sua pubertà come tutti gli altri ragazzi della sua età e sperimenta i suoi momenti di felicità e di riflessione.

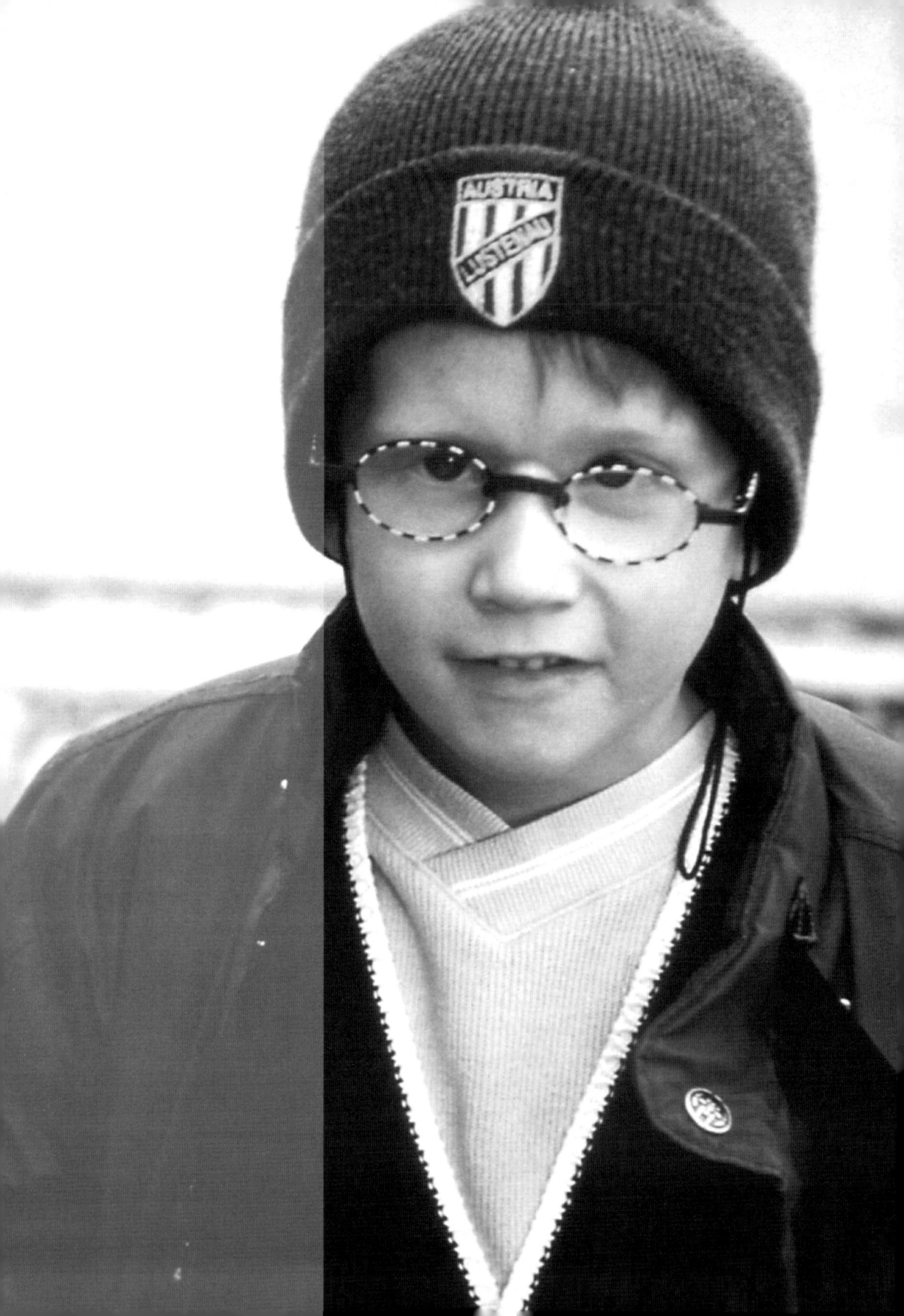
AUSTRIA
LUSTENAU

PWS – Nozioni generali

La storia della ricerca

Negli anni 50, il Professore Andrea Prader, allora Primario del Zurich Children's Hospital, notò che alcuni dei suoi pazienti avevano con una certa frequenza sintomi similari: erano sovrappeso, bassi di statura e spesso avevano mani e piedi piccoli ed un ridotto livello intellettivo. Inoltre, i genitali di questi bambini erano insolitamente piccoli. Assieme ai Professori Heinrich Willi ed Alexis Labhart, Prader studiò questi sintomi. Nel 1956, i tre dottori furono i primi a descrivere la sindrome di Prader-Labhart-Willi, che è oggi comunemente conosciuta nelle pubblicazioni scientifiche come sindrome di Prader-Willi.

Che cosa significa la parola 'sindrome'? Come si differenzia dalla malattia? Mentre una malattia ha una causa chiara, identificabile dal punto di vista medico e che porta a vari sintomi, i sintomi di una sindrome, che spesso interessano più organi, non possono chiaramente essere riportati ad una singola causa.

Fino al 1981, le cause della PWS erano sconosciute. La sindrome veniva diagnosticata solo sulla base dei segni fisici, come la bassa statura e l'obesità. [fig. 1] Però, anche allora i medici avevano notato che alcuni casi coincidevano perfettamente con la descrizione fatta da Prader, Willi e Labhart, mentre in altri invece la diagnosi non era così ovvia.

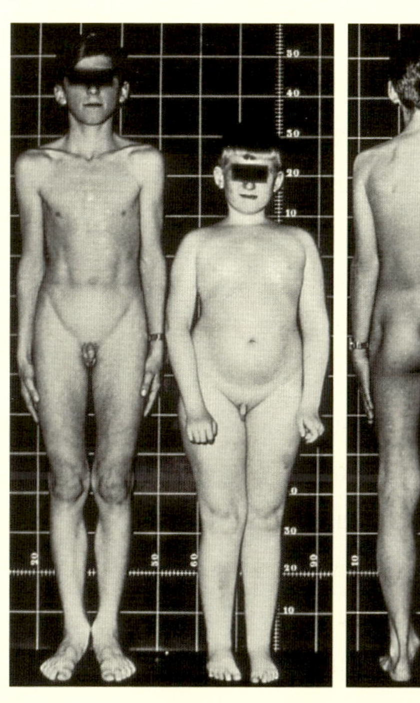

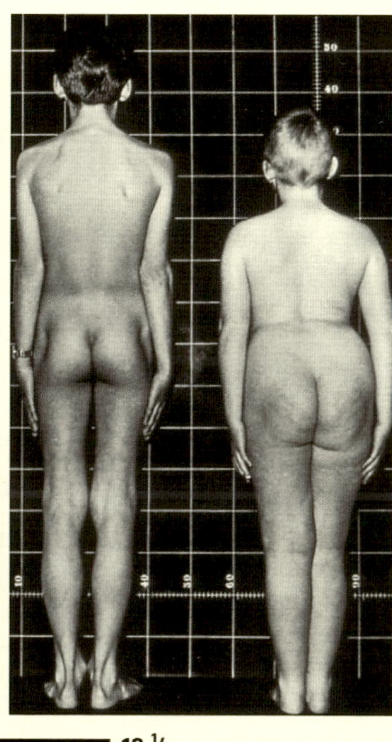

[Fig. 1] Il Professore Prader ha fotografato questi gemelli di 13 anni. Il bambino sulla destra chiaramente mostra i sintomi classici della PWS: piccola statura, sovrappeso con accumulo tronculare di grasso (per es. dorso e cosce), genitali poco sviluppati e scoliosi.

Nessuna spiegazione è stata ancora trovata sul perché la gravità dei sintomi riscontrati in bambini affetti da PWS vari in maniera così ampia. In termini di convivenza quotidiana con un bambino con PWS, questo significa una cosa in particolare: ogni ragazzo è diverso – ogni ragazzo ha bisogno di diverse forme di aiuto e di supporto individuale. Questo spiega perché l'assistenza ed il consiglio di esperti – specialisti in diversi campi, come logopedisti, nutrizionisti, fisioterapisti, ortopedici – siano fondamentali. Lo scambio di consigli ed esperienze con altri genitori di bambini PWS sono altrettanto utili e sono possibili per esempio, attraverso gruppi di incontro tra genitori.

Caratteristiche principali

Elenchiamo qui di seguito le caratteristiche più importanti della sindrome. Molte di esse possono essere oggi affrontate e migliorate grazie a speciali tipi di terapia.

Ipotonia

Uno dei primi segni della PWS è l'ipotonia. Anche nel grembo materno, il feto con PWS si muove molto meno del feto sano e, dopo la nascita, giace quasi inanimato. [fig. 2] Da neonati, le loro braccia e gambe si presentano deboli e si muovono molto poco. I bambini sono tranquilli, reagiscono a quanto avviene attorno a loro molto raramente e dormono molto. Poiché l'ipotonia influenza la capacità di succhiare e deglutire, i piccoli con PWS spesso non hanno sufficiente nutrimento e diventano sotto nutriti. Con il tempo, i bambini si rinforzano e sono più presenti, ma l'ipotonia muscolare rimane.

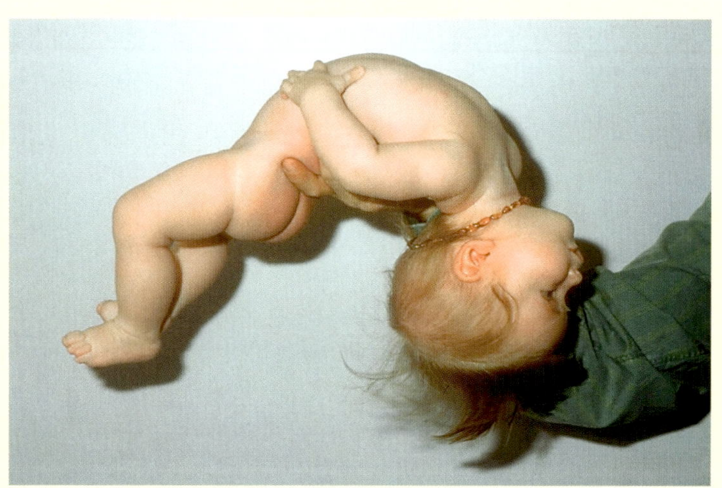

[Fig. 2] Un neonato di 6 mesi con PWS. Un'evidente ipotonia è tipica dei pazienti di questa età. I bambini sani in questa posizione terrebbero normalmente la loro colonna spinale dritta, la testa e le gambe posizionate verso l'alto.

Appetito insaziabile

Dopo i problemi iniziali di alimentazione e crescita di peso, il comportamento alimentare dei bambini con PWS cambia in maniera drastica tra i 2 ed i 3 anni di età. Mangiare diventa per loro sempre più importante. [fig. 3] Più passano gli anni, più saranno ossessionati dal cibo e questo problema continuerà in maniera più o meno accentuata per il resto della loro vita. Un controllo permanente e le restrizioni nell'assunzione del cibo saranno l'impegno più importante per genitori ed educatori di bambini ed adulti con PWS. Se fin dall'inizio non saranno attuate chiare misure preventive, l'ossessione verso il cibo porterà ad

'Il progresso di Pierre è stato lento. Quando aveva circa 6 settimane, lo potevamo alimentare con il biberon. Però, dovevamo continuamente svegliarlo per dargli da mangiare perché sembrava non sentirne il bisogno. Dargli da mangiare alle volte richiedeva un'ora – è stato un vero Calvario! A 6 mesi ha cominciato con qualcosa di solido e dopo un anno poteva alimentarsi da solo con un cucchiaio. Ha imparato a stare seduto e a camminare almeno 6 mesi più tardi degli altri bambini.'

un aumento eccessivo di peso ed in alcuni casi a una grave obesità. Poiché i bambini con PWS sono meno attivi e hanno una mobilità limitata rispetto i bambini normali, bruciano anche meno calorie.

Bassa statura

Un'altra caratteristica importante della PWS è la bassa statura. La crescita stentata che si può già notare nell'infanzia ha il suo impatto nell'età adulta: i pazienti con PWS rimangono bassi. Prima dell'avvento della terapia con l'ormone della crescita, l'altezza media era 150 cm per le donne e 162 cm per gli uomini.

Ipogonadismo

Fin dalla nascita nei bambini con PWS si possono notare genitali poco sviluppati. Durante la pubertà, lo sviluppo fisico è solitamente ritardato ed incompleto. La voce della maggior parte degli uomini con PWS non cambia e la maggior parte delle pazienti donne con PWS non ha mestruazioni. Spesso dimostrano poco interesse verso il sesso ed un basso impulso sessuale. A causa delle loro condizioni, le persone con PWS sono di solito sterili.

Ritardo mentale

Lo sviluppo psicomotorio ed intellettuale del bambino con PWS è di solito ritardato sin dall'infanzia. L'espressione verbale e le

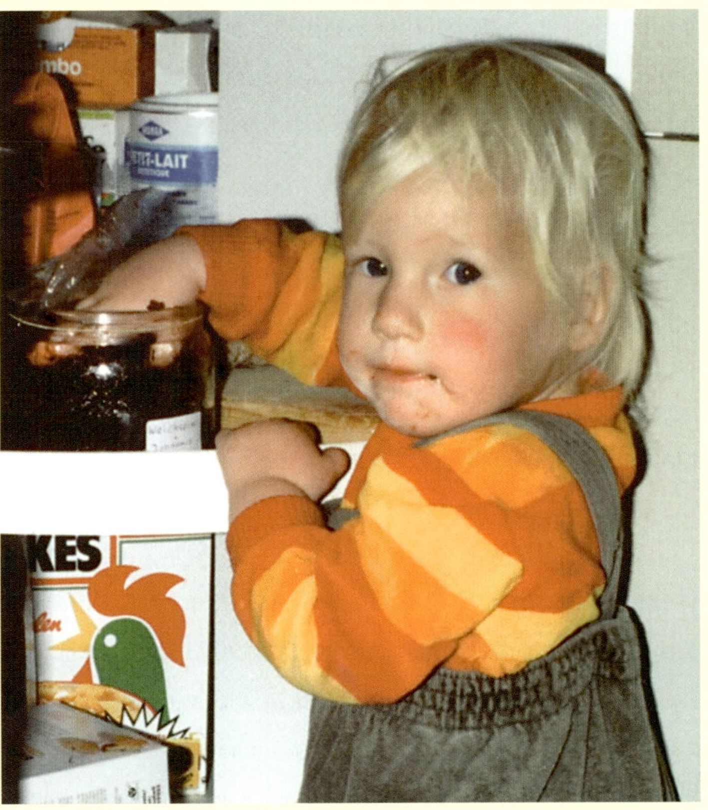

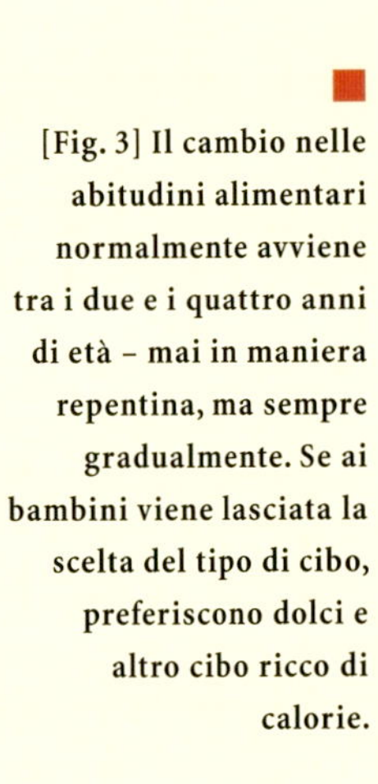

[Fig. 3] Il cambio nelle abitudini alimentari normalmente avviene tra i due e i quattro anni di età – mai in maniera repentina, ma sempre gradualmente. Se ai bambini viene lasciata la scelta del tipo di cibo, preferiscono dolci e altro cibo ricco di calorie.

principali funzioni motorie (sedersi, camminare) sono particolarmente colpite. Benché alcuni bambini siano in grado di frequentare scuole normali, altri rimangono molto più indietro rispetto ai loro coetanei. La maggior parte di loro si sente più a suo agio in classi ridotte programmate specificatamente per bambini con problemi di apprendimento.

Problemi di comportamento

Quando sono piccoli, i bambini con PWS sono di solito di buon carattere ed obbedienti. Però, nell'età scolare possono a volte diventare molto difficili e presentare crisi di collera incontrollabili. In particolare si alterano quando nella loro routine quotidiana avvengono cambiamenti non previsti, in quanto a loro piace sapere con precisione ed in anticipo cosa avverrà. I momenti di collera, che molti bambini con PWS esternano prima della pubertà, diventeranno meno frequenti più avanti nel tempo. Però, alcuni adolescenti con PWS possono attraversare fasi di depressione che in parte sono dovuti al fatto che gradualmente diventano consapevoli della loro diversità.

È difficile ma molto importante per i genitori di bambini con PWS capire e rendersi conto che, anche con tutto l'impegno possibile, non saranno mai in grado di 'curare' il proprio figlio. Le attitudini di un bambino con PWS sono stabilite fin dalla nascita. È fondamentale che i genitori capiscano questo, in primo luogo per non pretendere troppo dal loro bambino, secondariamente per non crearsi ingiustificati sensi di colpa. Anche nel caso di terapie continuative e di assistenza eccellente, i limiti imposti dalla PWS non potranno essere superati. Allo stesso tempo, però, la consapevolezza di questi limiti non dovrà scoraggiare i genitori e gli educatori dei pazienti con PWS. Le loro iniziative, combinate con il supporto di alcuni specialisti, risul-

'All'età di quando questi bambini cominciano a creare difficoltà, Melanie ha avuto le sue prime crisi di collera. Questi "attacchi" sono spesso collegati a cambiamenti imprevisti nella solita routine, come nel caso in cui Melanie ha dovuto venire con me per fare visita a qualcuno all'ultimo minuto. Spesso non c'è una ragione chiara perché Melanie urli o sbatta la porta, ecc. Non c'è modo di calmarla, nemmeno con spiegazioni pazienti. Nemmeno se a mia volta mi metto a gridare risolvo il problema, così di solito la mando nella sua stanza, dove rapidamente si calma.'

tano essere di vitale importanza per il benessere psicofisico del paziente, pertanto vale sempre la pena impegnarsi, anche quando la sindrome non venga diagnosticata subito dopo la nascita.

Principali forme di trattamento

La difficoltà principale con la PWS è una vera e propria varietà dei sintomi. In primo luogo, qualcuno, come ad esempio i medici del reparto maternità o, di seguito, il pediatra, devono prendere in considerazione questa diagnosi che dovrà poi essere confermata. Di solito, il caso viene automaticamente messo a conoscenza di un genetista, che a sua volta informa dettagliatamente i genitori sulle conseguenze della diagnosi. I genitori pertanto avranno bisogno di un medico che abbia famigliarità con la sindrome e possa spiegare la diversità dei sintomi ed instaurare un rapporto di fiducia. Il medico coinvolto deve anche essere in grado di anticipare le problematiche specifiche causate dalla PWS e quindi coinvolgere i vari specialisti al momento giusto in modo da aggregare anche il loro aiuto. È irrilevante quale dei vari specialisti copra il ruolo di coordinatore. Però, è fondamentale per la qualità della vita del bambino e dei suoi genitori che queste funzioni chiave siano svolte da persone competenti.

Ridurre l'assunzione di calorie

Controllare e contenere l'assunzione di calorie è stata la prima forma di terapia usata e rimane il sistema più efficace per la gestione del peso nei pazienti con PWS. La chiave del successo di questo trattamento è assicurarsi che il paziente riceva la quantità corretta di cibo. Genitori ed educatori devono controllare da vicino tutto il cibo che sia a portata di mano, il che è possibile solo se il cibo è continuamente sotto controllo ed il suo accesso è impedito dalla chiusura di dispense e frigoriferi. Però, anche una supervisione così accurata potrà solo limitare e non prevenire il rischio di obesità.

Trattamento con l'ormone della crescita

Fin da quando la sindrome è stata scoperta, la bassa statura è un sintomo riconosciuto della PWS. Verso la fine degli anni 80, si è anche scoperto che i bambini con PWS avevano una ridotta massa muscolare – al contrario della massa muscolare della maggior parte dei bambini normali in sovrappeso. Poiché la statura bassa, un aumento nella massa grassa e una massa muscolare ridotta sono sintomi tipici di una deficienza di ormone della crescita, nel 1990 fu fatto per la prima volta, ai bambini con PWS, un trattamento con l'ormone della crescita. Molti studi hanno dimostrato che la crescita, la composizione corporea e le prestazioni fisiche possono migliorare in maniera significativa grazie a questa terapia. [fig. 4a/b]

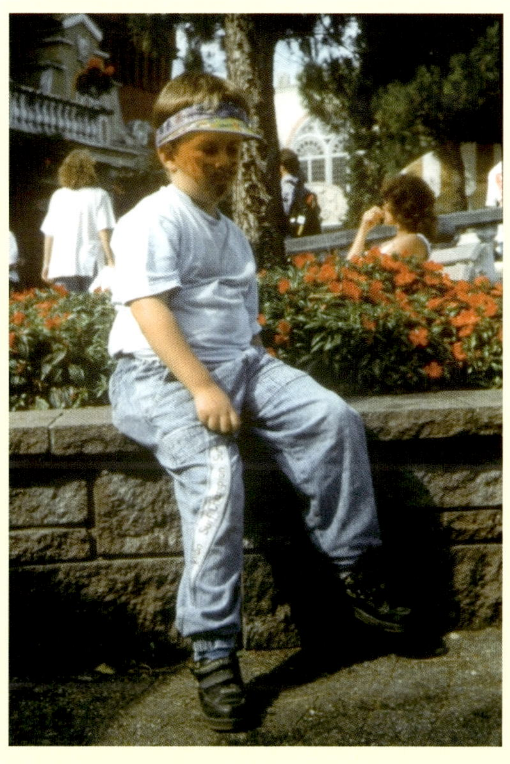

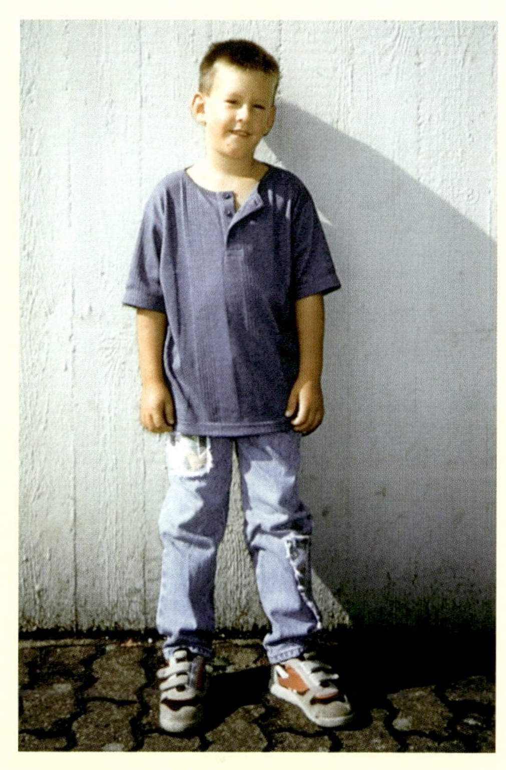

[Fig. 4 a/b] Uno dei primi bambini con PWS che sono stati trattati con l'ormone della crescita. Prima del trattamento e dopo un anno di terapia.

Attività fisica giornaliera

L'inattività e la mancanza di entusiasmo per l'esercizio fisico sono anch'essi sintomi tipici della PWS. Benché il trattamento con l'ormone della crescita possa portare i parametri di crescita a livello normale e migliorare la composizione corporea, la massa muscolare del paziente rimane a livelli bassi e la massa grassa rimane su livelli alti, anche quando il trattamento con GH viene fatto per un lungo periodo ed il peso del paziente è normale. Allo scopo di migliorare la massa muscolare ed aumentare il consumo di energia, è consigliabile per bambini ed adulti seguire un programma strutturato giornaliero di esercizio fisico adattato alle loro possibilità e preferenze. Genitori, educatori e gli stessi pazienti con PWS devono rendersi conto della grande importanza che ha l'attività fisica. [fig. 5]

Trattamento con ormoni sessuali

Lo sviluppo puberale incompleto – per esempio, il mancato cambiamento della voce nei ragazzi adolescenti – è una situazione molto dura da accettare per i pazienti con PWS. La causa di questo – ipogonadismo (scarso funzionamento di testicoli ed ovaie) – è una caratteristica centrale della PWS e non condiziona solo lo sviluppo puberale e la maturità psicologica, ma anche la crescita e la composizione corporea. Benché l'ipogonadismo sia un sintomo ben documentato della PWS, la sostituzione dell'or-

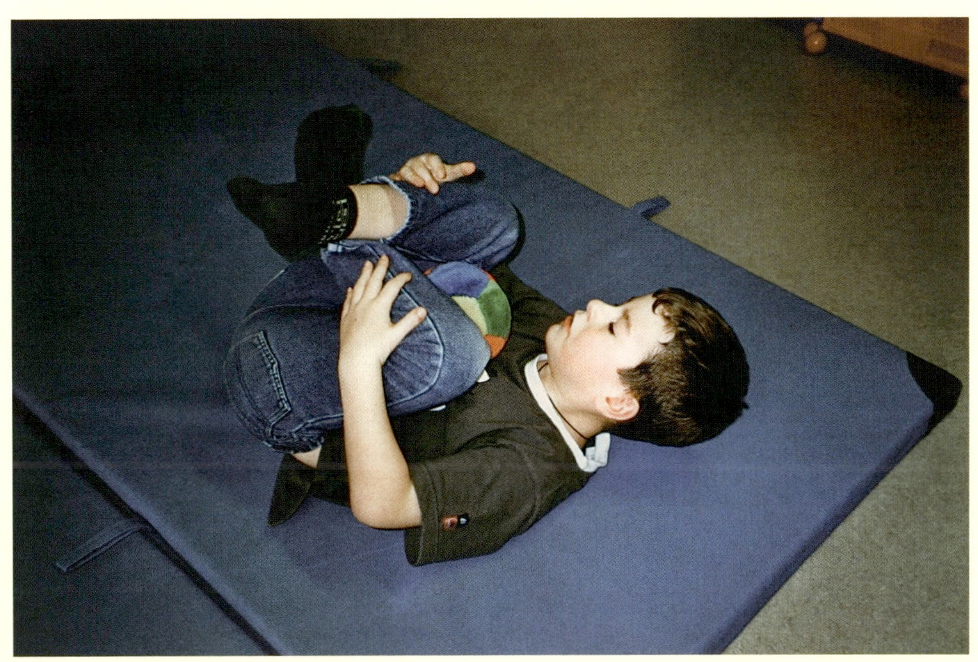

[Fig. 5] Un soggetto di 6 anni durante la sua attività fisica giornaliera, che lo aiuta a migliorare la massa muscolare e ad aumentare il dispendio di energia.

mone sessuale è, in qualche modo, ancora una terapia controversa. Questo è legato alla convinzione diffusa che la somministrazione dell'ormone maschile testosterone possa causare un comportamento aggressivo nei giovani. Gli effetti della pubertà e della terapia sostitutiva con ormoni sessuali sul comportamento dei pazienti con PWS non sono stati mai studiati in maniera scientifica. Abbiamo sempre ottenuto dei buoni risultati attraverso la sostituzione dell'ormone sessuale quando questa terapia è stata applicata al momento giusto da un punto di vista fisiologico.

Supporto precoce, fisioterapia, logopedia

È necessario garantire fin dall'infanzia il supporto necessario a seconda dei bisogni specifici del bambino e dei tipi di terapia disponibili in loco. A causa dello stato di ipotonia permanente e di scarsa massa muscolare, la fisioterapia deve essere finalizzata, come prima cosa, a rinforzare il sistema muscolare. Un supporto immediato nei primi anni di vita serve ad incoraggiare lo sviluppo del bambino. Se lo sviluppo del linguaggio è ritardato o inadeguato, è importante, al compimento dei tre anni di età, chiedere il consiglio di un logopedista.

Assistenza psicologica

Le famiglie con bambini affetti da PWS sono di solito più esposte a problemi psicologici e sociali di altre famiglie. Si è notato che il tipo di educazione può avere un impatto significativo sul livello di peso dei bambini con PWS. Un'assistenza psicologica per genitori o famiglie è quindi predisposta in primo luogo per aiutare le persone coinvolte a sfruttare meglio le proprie risorse in maniera appropriata, e in secondo luogo, per aiutare a crescere il bambino con maggiore costanza. L'esperienza insegna però che le famiglie spesso hanno difficoltà ad ammettere che le loro risorse non sono più sufficienti e che necessitano di aiuto e supporto esterno.

Pascal

Come la maggior parte dei bambini con PWS, nella sua prima infanzia, è stato alimentato per un certo periodo con un sondino naso-gastrico, perché, a causa della sua ipotonia, non era in grado di succhiare in maniera appropriata. Dopo il suo secondo compleanno e nonostante i suoi genitori cercassero di limitare la sua alimentazione, il peso di Pascal è aumentato. All'età di tre anni, ha iniziato la terapia con ormone della crescita. Pascal è un bambino felice, anche se deve mangiare molta verdura ed insalate invece che patatine fritte. Un'attività fisica frequente è essenziale per migliorare la massa muscolare.

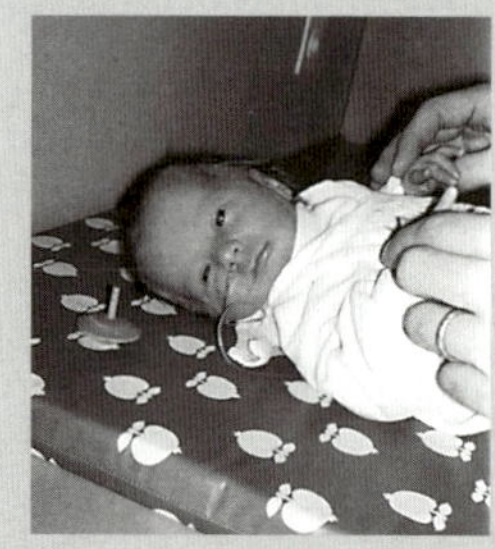

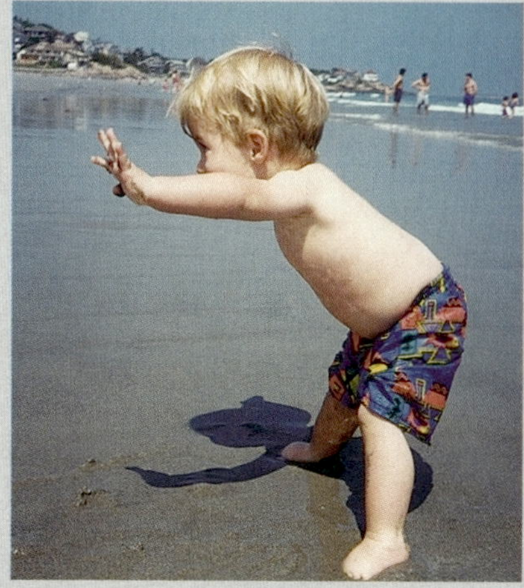

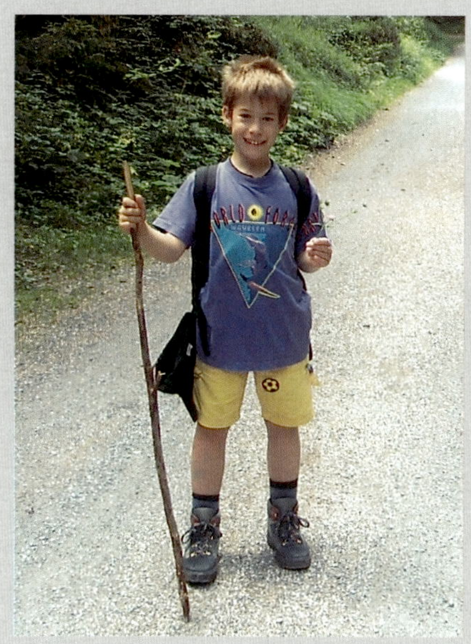

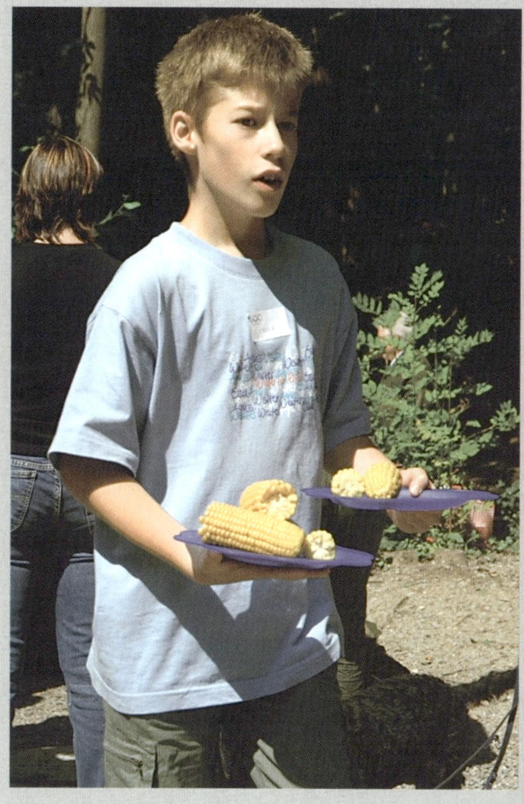

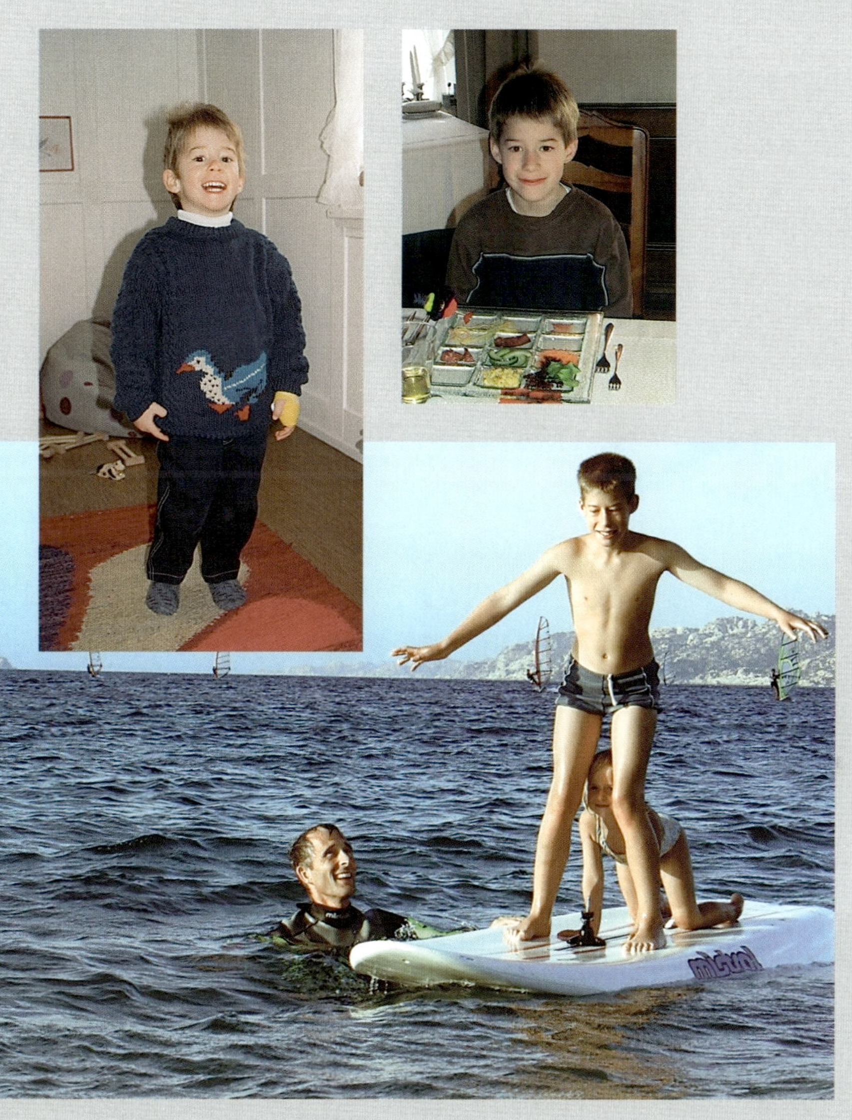

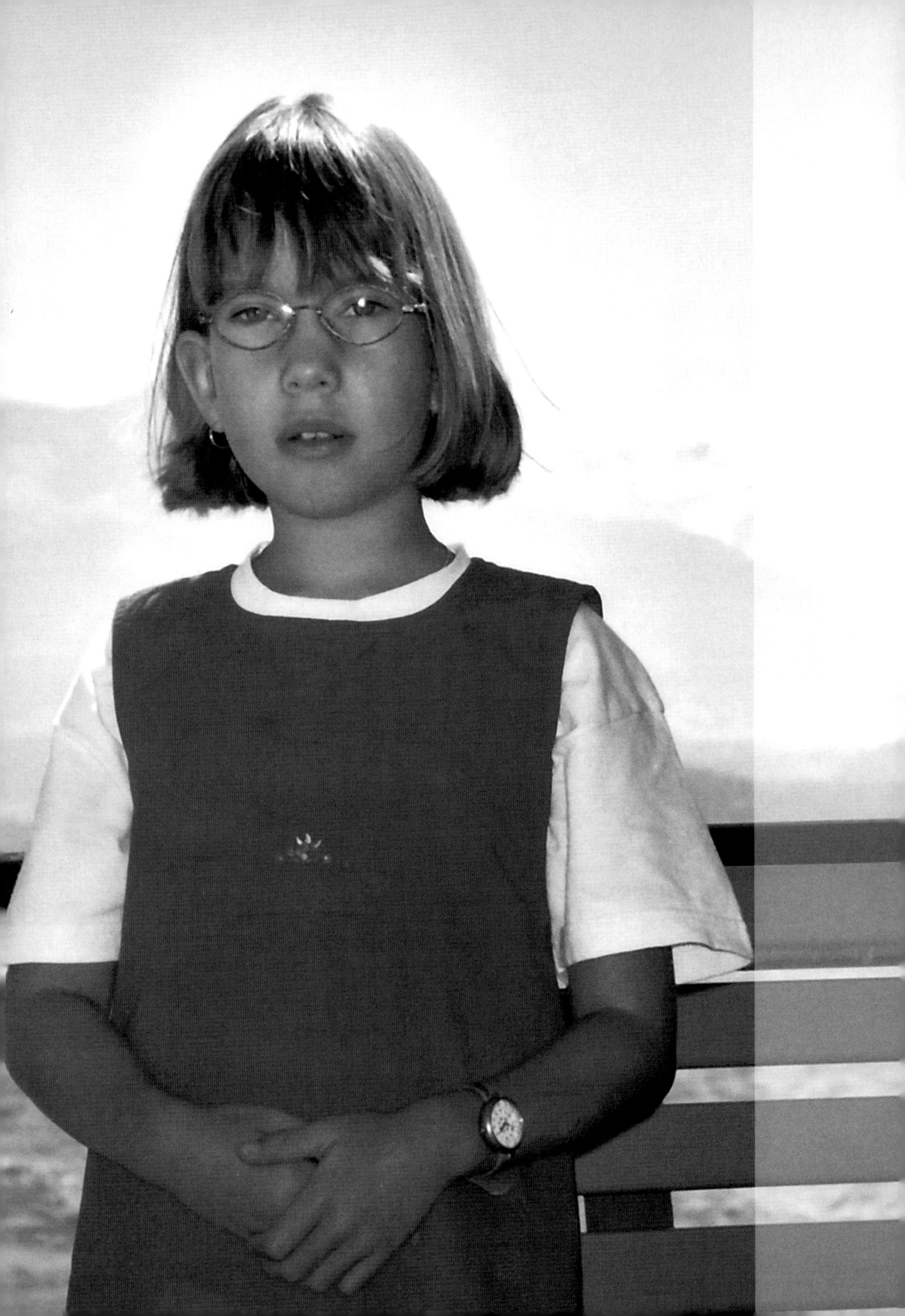

Cause genetiche e diagnosi

La PWS è causata da un'anomalia cromosomica. I cromosomi portano i dati genetici che ereditiamo dai nostri genitori. Accumulano le informazioni per tutte le funzioni e predisposizioni del corpo umano. Un cromosoma consiste di due filamenti di proteine uno corto ('p') ed uno lungo ('q'). Il braccio lungo e il braccio corto sono collegati.

Ogni cellula umana contiene una serie completa di cromosomi, che si trasmette ogni volta che una cellula si divide o si moltiplica. Ogni cellula contiene 46 cromosomi, due dei quali (i cromosomi sessuali) determinano il sesso di una persona. Gli altri 44 cromosomi si possono considerare come 22 paia ed entrambi gli elementi di ogni paio sono responsabili delle stesse caratteristiche ereditarie – uno trasmesso dalla madre ed uno dal padre. Con lo scopo di identificarli, le 22 paia di cromosomi sono numerate da 1 a 22 secondo le loro dimensioni.

La vera causa genetica della PWS è ora conosciuta. Questa sindrome compare sempre quando manca una parte delle informazioni presenti nel cromosoma 15 ereditato dal padre. Questo può presentarsi in diversi modi:

1. In circa il 70% dei casi di PWS, c'è un'interruzione sul braccio lungo del cromosoma 15 ereditato dal padre (conosciuta come 'delezione' = mancanza di un piccolo pezzo del cromosoma); in altre parole, le informazioni genetiche in quel locus sono incomplete. Se la delezione ha luogo sul cromosoma 15 materno si parla di sindrome di Angelman, una condizione completamente diversa e che non ha niente in comune con la PWS.

2. La maggior parte dei bambini con PWS che non hanno una delezione sul cromosoma 15 hanno ereditato entrambi i cromosomi 15 dalla loro madre invece che uno da ogni genitore. Questo fenomeno – la trasmissione di due cromosomi dallo stesso genitore – è conosciuto come 'disomia uniparentale'. Questo può succedere nel caso in cui, durante la divisione della cellula che segue la fusione dell'ovocita con lo spermatozoo, una coppia di cromosomi di uno dei genitori non si separi, o se dal processo di ricongiungimento risulti una combinazione errata. Nei casi di PWS, sono i due cromosomi materni 15 che vengono trasmessi al bambino; la loro struttura è normale ed il solo 'errore' sta nella loro distribuzione errata.

3. Una piccola percentuale di bambini con PWS non ha né una delezione né una disomia uniparentale, ma ha invece un cosiddetto 'difetto di imprinting'. In questi bambini, il 'centro di imprinting', nel quale sono immagazzinate le informazioni, è difettoso, sia che il cromosoma interessato sia stato ereditato dalla madre o dal padre.

Tutte queste anomalie cromosomiche si verificano all'inizio della gravidanza. Questo tipo di 'incidente' è un avvenimento normale per sé stesso, poiché anche gli esseri umani sani hanno molte lacune nei loro cromosomi, ma solitamente queste sono presenti dove le conseguenze sono molto meno gravi.

Ora si può affermare che la causa genetica della maggior parte dei casi di PWS può essere determinata da mancanza di informazioni paterne che dovrebbero essere presenti nel ramo lungo del cromosoma 15, sia perché il cromosoma 15 paterno è incompleto (delezione), sia perché manca completamente (disomia uniparentale) o perché le informazioni che erano in origine nel cromosoma paterno sono andate perdute. Tuttavia, questi distinguibili difetti genetici non contano per tutti i casi di PWS – ancor oggi, alcuni casi non sono ancora stati spiegati.

Nonostante tutte queste scoperte, è ancora poco chiaro come la anomalia genetica arrivi a causare i sintomi della PWS. La ricerca suggerisce che possano essere collegati ad un problema dell'ipotalamo [vedi fig. 15], il quale controlla importanti funzioni come quella respiratoria, la regolazione della temperatura corporea, il sonno, l'appetito, l'attività, l'umore e persino il sistema endocrino. L'ipotalamo gioca anche un importante ruolo quale 'centro di controllo' per lo sviluppo della parola e di numerose altre funzioni. La ghiandola pituitaria o ipofisi, anch'essa controllata dall'ipotalamo, governa le altre ghiandole del corpo, che a turno regolano la crescita e lo sviluppo puberale.

La PWS viene diagnosticata usando un test per il DNA su un campione di sangue, esaminato in un laboratorio di genetica. Benché questo test di 'metilazione' non sia molto costoso, esso è estremamente sensibile e specifico. Se il test è positivo, è possibile identificare l'esatta natura della anomalia genetica attraverso delle procedure complesse.

Se si ha il sospetto di un caso di PWS, cioè se un bambino presenta una grave ipotonia o problemi ad alimentarsi, il test di metilazione dovrebbe essere eseguito, se possibile, durante le prime settimane di vita. La metà di tutti i neonati che presentano ipotonia hanno in realtà la PWS. Nel caso che la diagnosi non venga fatta nell'infanzia, dovrà essere effettuata in un secondo tempo quando la persona in oggetto mostra segni di obesità, sviluppo puberale ritardato, crescita insoddisfacente, ridotto quoziente intellettivo ed altri sintomi tipici della PWS. Esami prenatali non vengono in genere intrapresi perché tutti i pazienti sono un caso a parte senza familiarità per la sindrome. Però, per una maggiore tranquillità, i membri di famiglie con casi di PWS possono fare dei test durante il periodo di gravidanza.

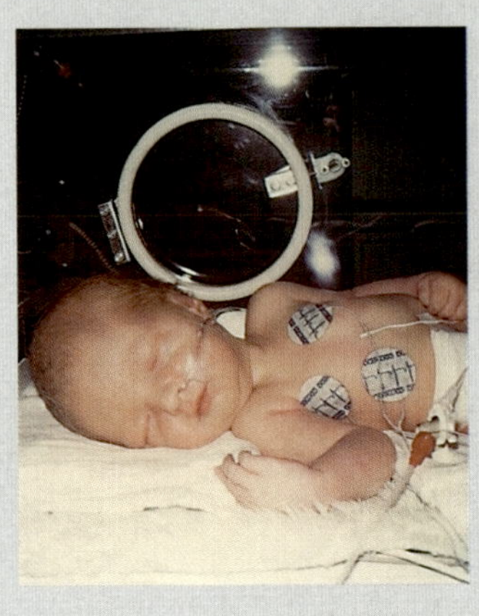

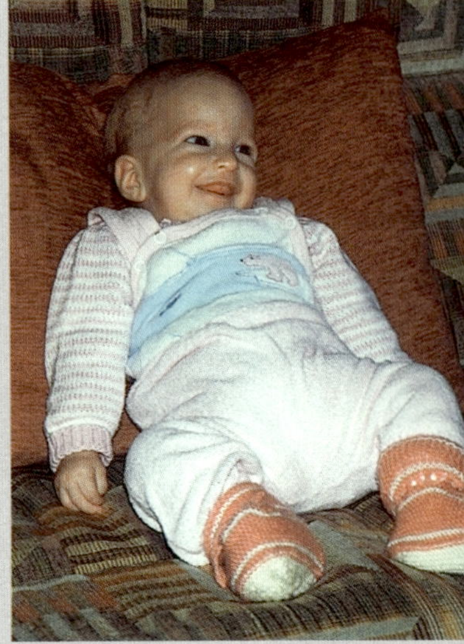

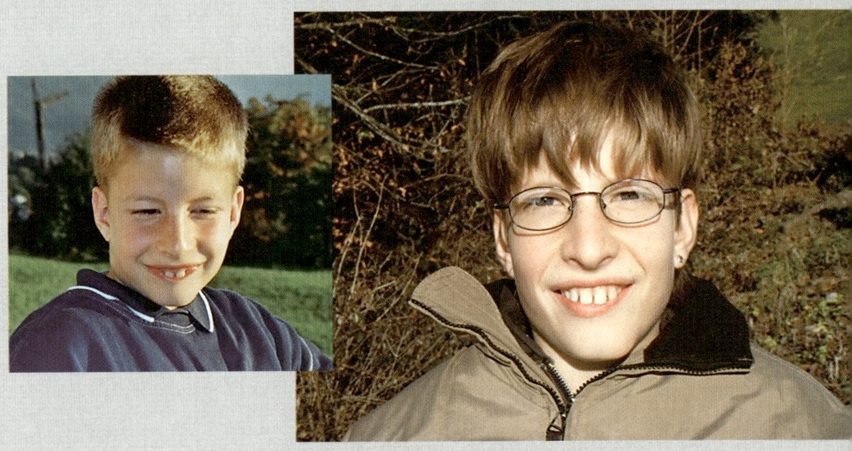

Manuel

Anche Manuel durante le prime settimane di vita ha dovuto ricorrere al sondino gastrico per alimentarsi. Manuel è stato probabilmente il primo bambino ad essere stato trattato con l'ormone della crescita all'età di due anni. Attività sportive frequenti ed uno stretto controllo nella dieta hanno portato al suo eccellente sviluppo fisico. Manuel è molto concentrato quando fa i suoi compiti con gioia e impegno. È quasi un ragazzo come tutti gli altri.

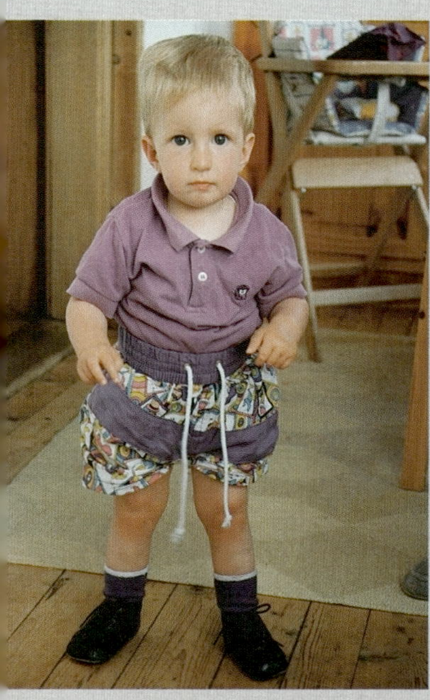

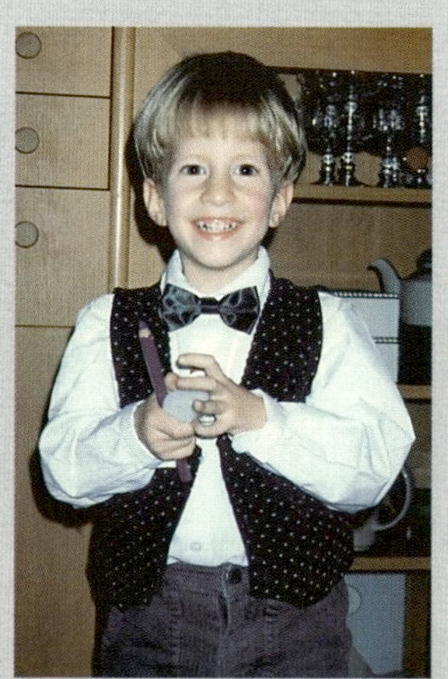

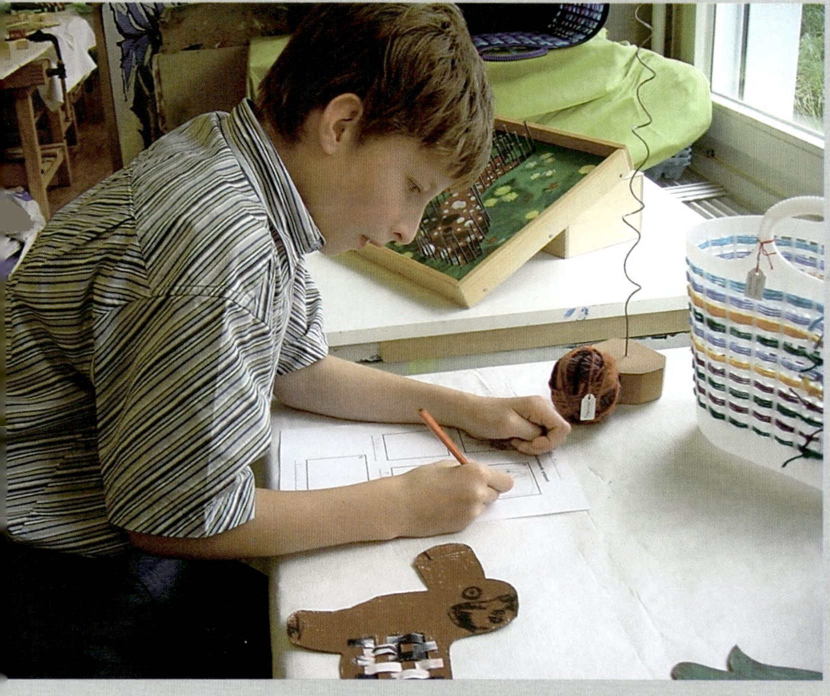

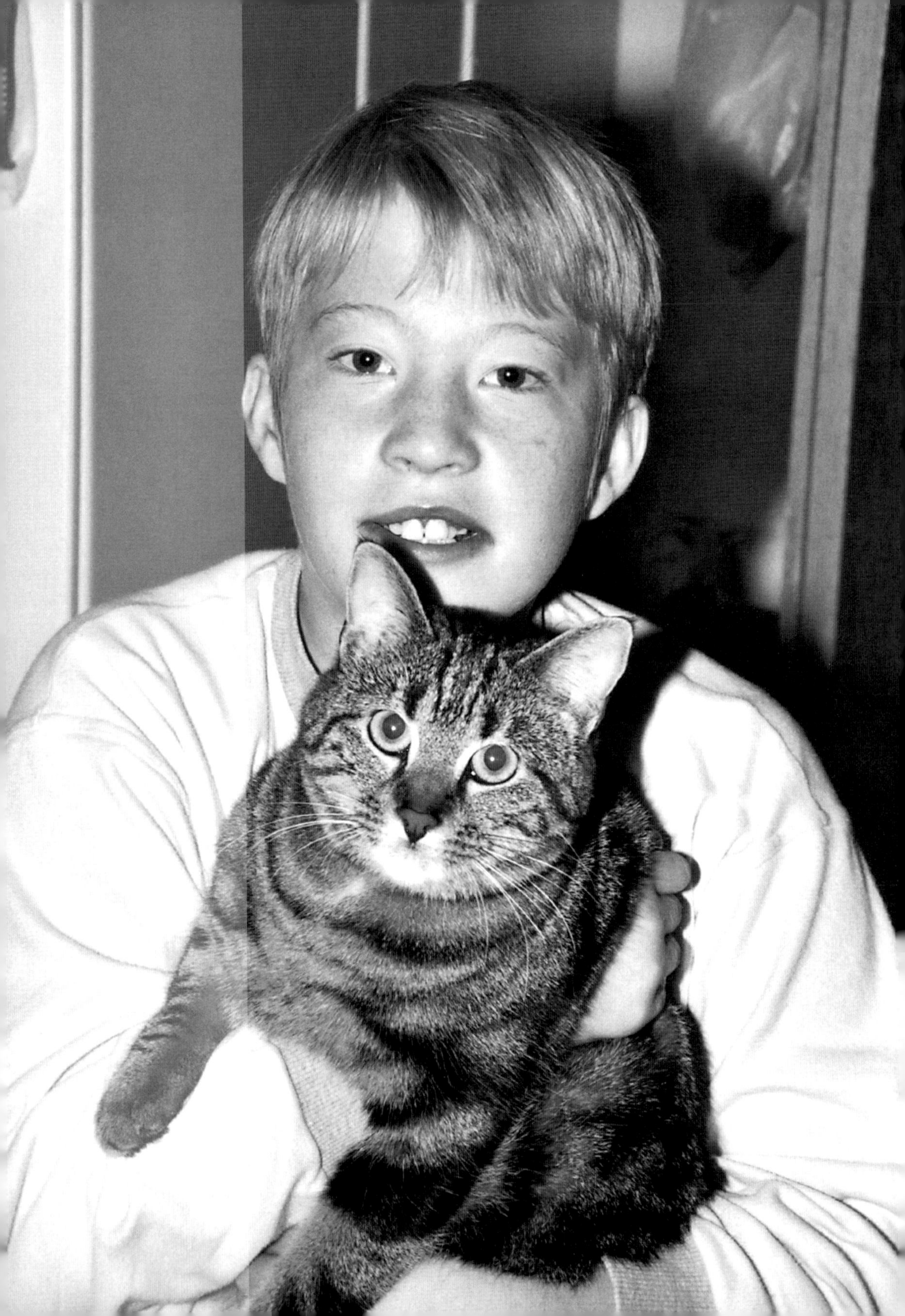

Sintomi

Tutti i sintomi qui sotto descritti sono tipici della PWS. Comunque, si presentano in ogni persona affetta da PWS in modo diverso. Alcuni sintomi fisici, come l'ipotonia o la crescita ridotta, possono essere riscontrati in maniera obiettiva. È più difficile invece definire le caratteristiche dello sviluppo emozionale ed intellettuale dei bambini con PWS; ogni bambino è diverso, apprende in maniera diversa e si sviluppa diversamente.

Ipotonia

La grave ipotonia è uno dei primi segni della PWS. È spesso evidente prima della nascita, poiché i bambini con PWS si muovono meno degli altri nel grembo materno. Per questa ragione, spesso non si posizionano in maniera fisiologica per il parto, ma si presentano podalici o trasversi, il che può alle volte richiedere il parto cesareo.

L'ipotonia di solito diventa evidente immediatamente dopo la nascita. È il sintomo principale della PWS nel primo anno di vita. I bambini con PWS dormono molto e quasi non muovono i loro deboli arti. Spesso bisogna svegliarli per dare loro da mangiare ed è frequente che si addormentino di nuovo durante il pasto. L'ipotonia condiziona anche la capacità di succhiare e deglutire per cui i neonati non sono in grado di succhia-

‘Stefan era molto tranquillo. A differenza delle mie precedenti gravidanze, lo sentivo muoversi molto meno. Poco prima della nascita, si evidenziò che era podalico. Poiché avevo passato da alcuni giorni la data prevista per il parto, hanno applicato un tocografo. Stefan continuava a dormire e doveva essere svegliato attraverso la parete addominale. Avevo le contrazioni ma non c’erano progressi. Alla fine hanno fatto il cesareo.’

re in maniera sufficiente al loro nutrimento. Questo rende l’allattamento al seno difficoltoso e può comportare carenze nutrizionali. Anche l’alimentazione con il biberon richiede molto tempo. A volte una speciale tettarella con una apertura più larga può essere d’aiuto, ma, a causa delle difficoltà di deglutizione, c’è il rischio di soffocamento. Molti bambini con PWS per un certo periodo devono quindi essere alimentati tramite sondino.

Poiché inizialmente sono sottoalimentati, i neonati con PWS sono spesso sotto peso nelle loro prime settimane di vita e

'Alla nascita, ci siamo resi conto che Melanine aveva una grave ipotonia. Le sue braccia e gambe erano flosce, era tutta flaccida come se non avesse ossa. Non riusciva a piangere normalmente, somigliava più ad un piagnucolio o ad un lieve fischio. Aveva problemi a mantenere la temperatura del suo corpo e dovette passare due giorni nell'incubatrice. Non aveva inoltre forza sufficiente per succhiare e quindi per i primi giorni è stata alimentata con una sonda gastrica. Non potevo alimentarla al mio seno perché non era in grado di succhiare con abbastanza forza. Però, funzionava con un biberon la cui tettarella aveva un orifizio più largo. Potemmo portarla a casa solo una settimana dopo la sua nascita.'

crescono meno velocemente dei bambini sani della stessa età. Molti sono apatici, dormono molto e reagiscono poco a quanto avviene intorno a loro. Piangono raramente, ma quando lo fanno, è un pianto flebile. [fig. 6]

Il tono muscolare migliora con il tempo, così i bambini con PWS riescono ad alimentarsi di più ed ad aumentare di peso. Diventano più forti e cominciano ad interessarsi al loro ambiente: ridono, godono dell'attenzione e degli stimoli a loro riservati e, poiché piangono raramente, sono affettuosi e facili da accudire. [fig. 7] Anche quando sono ammalati piangono di rado, il che può essere anche causato dalla alta soglia del dolore che hanno alcuni bambini con PWS; inoltre sviluppano la febbre meno rapidamente degli altri bambini. A volte quindi può diventare molto difficile riconoscere una malattia.

Anche se diventano più forti e più attivi, il tono muscolare di questi bambini con PWS rimane debole, inoltre dimostrano scarso desiderio verso il movimento, giocando da soli. L'ipotonia è aggravata dal fatto che in parte hanno uno scarso senso dell'equilibrio: scalare, andare in bicicletta e scivolare lungo le ringhiere richiede forza ed equilibrio. A volte, un bambino con PWS può addormentarsi mentre gioca, mentre molti altri si svegliano frequentemente di notte. Altri ancora giocano tranquillamente per un po' prima di tornare a dormire.

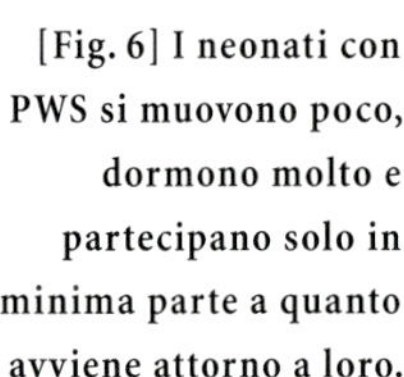

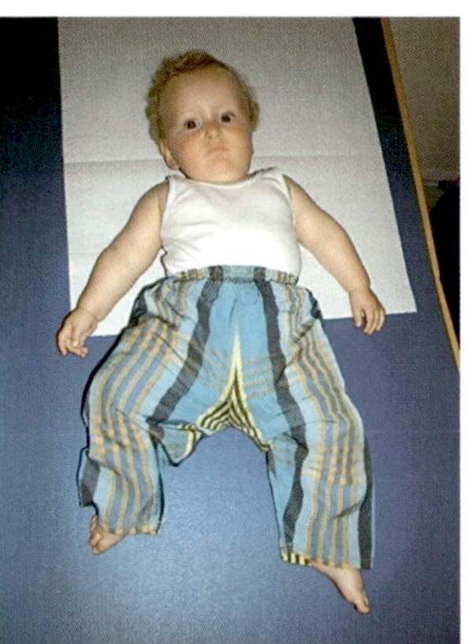

[Fig. 6] I neonati con PWS si muovono poco, dormono molto e partecipano solo in minima parte a quanto avviene attorno a loro.

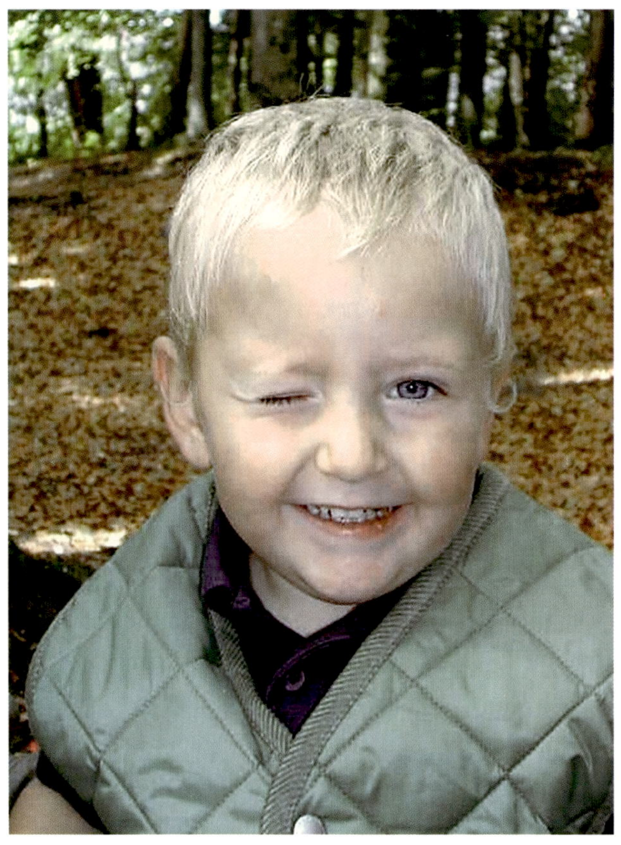

[Fig. 7] Nei bambini, la massa muscolare è migliorata, ridono più spesso e godono della attenzione che viene loro data.

'Jeremy ha iniziato a camminare a 16 mesi ed a guidare un triciclo a 3 anni di età. Ma doveva produrre uno sforzo enorme per ottenere queste cose. Nei primi 2 anni, andammo dal fisioterapista quattro volte la settimana, facendo molto esercizio anche a casa. Jeremy si è aggregato ad un gruppo di gioco quando aveva quattro anni e mezzo e gli ha fatto bene. È stato importante per lui diventare più indipendente da sua madre e integrarsi con altri bambini. Perché spesso non desiderava muoversi.'

Peso ed equilibrio energetico

I genitori di bambini con PWS devono affrontare problemi dell'alimentazione entro breve tempo dalla nascita, anche se inizialmente il problema è inverso. Nella prima infanzia, i bambini con PWS sono sotto peso. A questo stadio, il desiderio che aumentino di peso diventa la preoccupazione principale per i loro geni-

'Più Melanie migliorava la propria mobilità, più aumentava la sua ricerca di cibo. Ricordo come lei si metteva in punta di piedi per prendere il pane dalla dispensa e come cercava la marmellata nel frigorifero. All'inizio, era ancora magra e la guardavamo fare questo sorridendo divertiti. All'asilo, cominciò a rubare il pane che gli altri bambini portavano.'

tori e per i medici che li seguono. È importante alimentare bene i bambini nei primi mesi di vita e soprattutto trovare il tempo per farlo. Quando una diagnosi precoce di PWS è possibile, molti genitori si lasciano condizionare anticipatamente dalla loro ossessione per il cibo, il che comporta il rischio che i bambini non vengano alimentati sufficientemente nei primi anni e questo rischia di aggravare i loro problemi di crescita. Il rischio aumenta per il fatto che i piccoli con PWS tendono a rimanere in silenzio e non strillano quando hanno fame. È quindi molto utile per i genitori consultare un nutrizionista il prima possibile con lo scopo di apprendere quanto il loro bambino può mangiare e bere ogni giorno e come potere ottenere un livello di alimentazione ottimale.

Tutti i genitori al cui bambino è stata diagnosticata la PWS sanno che, a un certo punto della vita, il loro bambino svilupperà un enorme appetito. Il cambiamento del comportamento alimentare di solito inizia tra i due ed i quattro anni e non si presenta mai improvvisamente, ma gradualmente. Questa trasformazione confonde molto i genitori, i quali sono naturalmente preoccupati delle abitudini alimentari del loro bambino. Sta veramente mangiando troppo? Il suo appetito è sotto controllo? Consultare un esperto in alimentazione può essere di grande aiuto in questa fase.

[Fig. 8] Il cambiamento nelle abitudini alimentari di solito inizia ad una età tra i due ed i quattro anni. Non avviene mai improvvisamente, ma sempre gradualmente. La bambina in qualche modo si avvicina al forno per prendere il pane fresco, anche se non è ancora in grado di camminare bene.

Il costante bisogno di mangiare, se non affrontato in maniera adeguata, causerà ai bambini affetti da PWS un ingrassamento considerevole. Questi bambini amano particolarmente mangiare dolci ed altri cibi con molte calorie. Cercheranno di procurarselo in ogni modo, alle volte dimostrando una sorprendente astuzia ed abilità nel farlo. [fig. 8] Poiché i bambini con

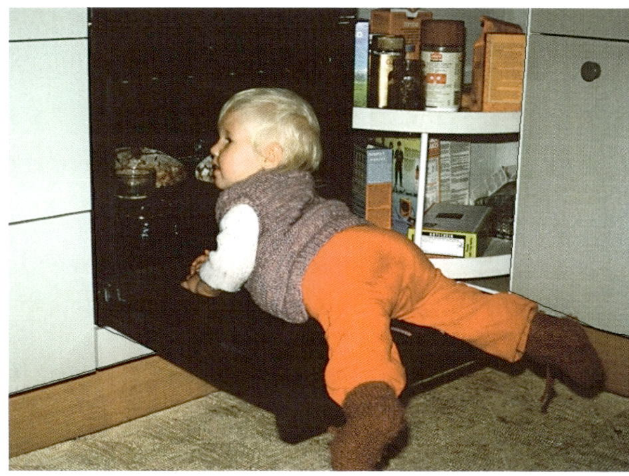

PWS sono meno attivi ed entusiasti verso il movimento rispetto ad altri bambini, consumano molte meno calorie. L'aumento del peso, quale risultato dello squilibrio tra alimentazione eccessiva e ridotto consumo di energia serve solo a dissuaderli dal fare altro esercizio fisico – un circolo vizioso. Il grasso tende principalmente ad accumularsi a livello di cosce, parte superiore delle braccia, addome, fianchi e glutei, mentre la parte inferiore di braccia e gambe rimane magra. Il passaggio all'obesità è quindi ovvio dato che i bambini con PWS crescono poco e restano di bassa statura.

La ragione di questo costante bisogno di mangiare è il mal funzionamento del senso di sazietà. Cio è probabilmente il risultato di uno squilibrio ormonale, anche se questo non è stato ancora chiaramente identificato. Si pensa che nelle persone con PWS uno o più segnali che indicano la sazietà non arrivino all'ipotalamo, così che non si sentano mai sazi e debbano continuamente cercare cibo. Nonostante la loro aumentata massa grassa, il loro cervello dice loro che hanno sempre fame e che devono continuare a mangiare. Il centro della sazietà situato nell'ipotalamo non rileva le riserve di energia disponibili (l'eccesso di tessuto adiposo), ma invia solo il messaggio 'continua a mangiare'. Le persone sane non riescono ad immaginare tale sensazione di fame, che non va assolutamente sottovalutata. Può dominare totalmente pensieri ed azioni delle persone affette da PWS. [fig. 9]

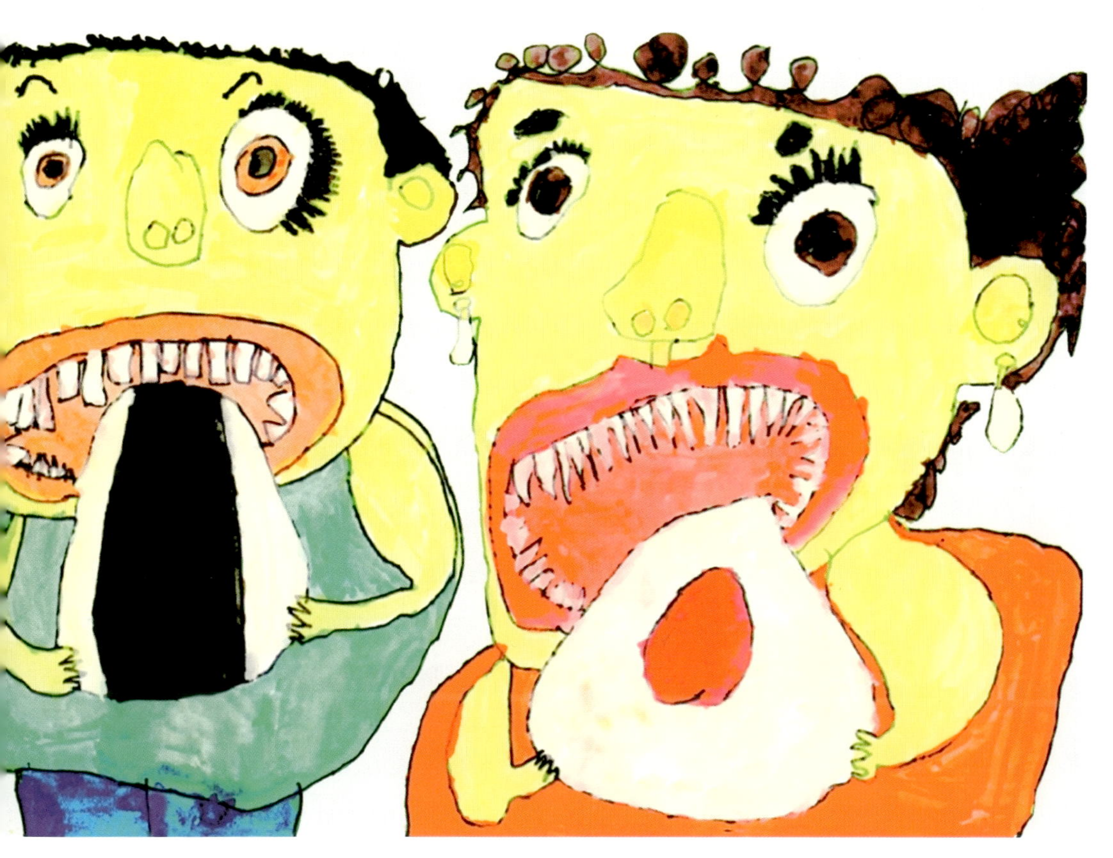

[Fig. 9] Disegno fatto da Hirotaka di 7 anni. Mostra sua madre ed il suo appetito insaziabile.

L'aiuto esterno da parte di medici ed esperti della alimentazione può alleviare un po' il peso che grava sui genitori alle prese con i problemi dell'alimentazione. Un'assistenza psicologica può dare un aiuto relativamente al controllo ed alla limitazione dell'assunzione di cibo da parte del bambino. Regolarizzare le abitudini alimentari può avere anche un impatto all'interno della famiglia: tutti, genitori, fratelli e sorelle, dovranno attenersi a certe regole alimentari, come ad esempio pasti ad orari fissi e porzioni misurate con attenzione. I famigliari non devono rovinare questo equilibrio dando a fratelli e sorelle porzioni extra o dolci. L'intera famiglia si deve adattare alle abilità eccezionali che questi bambini con PWS hanno nel procurarsi del cibo. In molti casi, anche il frigorifero e la dispensa devono essere chiusi a chiave. I genitori devono evitare di crescere il loro figlio usando il cibo come ricompensa o premio.

Dato che ai bambini con PWS piace mangiare e mettono tutto in bocca, sono particolarmente a rischio, come tutti i bambini piccoli. Bisogna fare attenzione perché possono assumere sostanze velenose in casa ed in giardino. Medicine, detersivi, coloranti, ecc. devono essere chiusi a chiave e si devono controllare eventuali piante velenose presenti in giardino.

Quando crescono, nascono nuovi problemi, i bambini vengono a contatto con altre persone: vicini, amici all'asilo e a scuola, insegnanti e parenti devono sapere che i genitori non proibi-

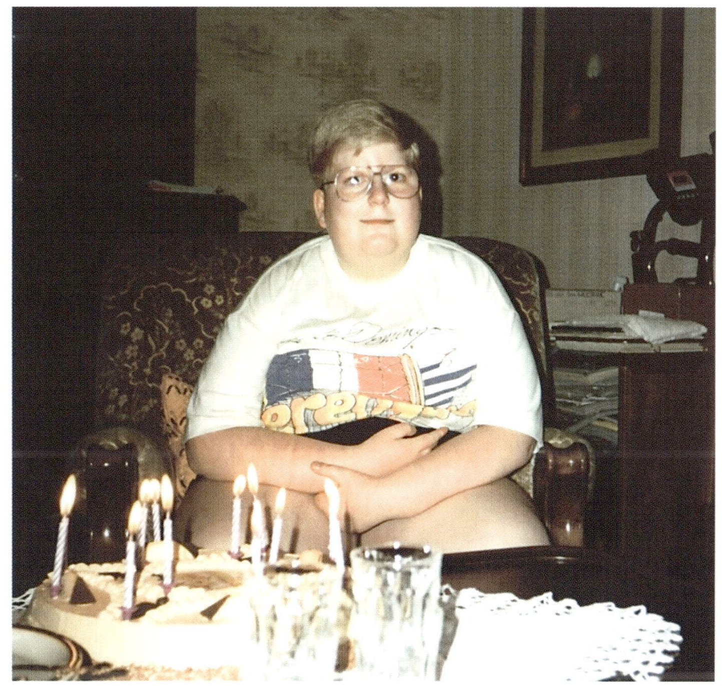

[Fig. 10] Un adolescente con PWS prima dell'era dell'ormone della crescita.

scono l'accesso al cibo ai loro figli per crudeltà, ma solo per necessità. Pertanto informare altre persone diventa molto importante. Durante la loro crescita, gli stessi bambini capiscono perché devono controllare quanto mangiano. Però, il bisogno di mangiare avrà sempre il sopravvento sul loro desiderio di accontentare i genitori (non mangiando). Le persone con PWS quindi

'Jeremy, anche ora all'età di 10 anni, è veramente pigro. È molto felice quando è seduto. Può passare ore a fare puzzle, guardare la TV o semplicemente guardare a bocca aperta cosa avviene attorno a lui.'

hanno bisogno che la loro alimentazione venga controllata per tutta la vita da persone che li seguono per impedire che subentri l'obesità. [fig. 10]

Livelli ridotti di attività

I ricercatori non hanno ancora scoperto esattamente perché i bambini con PWS siano così inclini all'obesità. Risulta chiaro, però, che il loro senso di sazietà è poco sviluppato e che quindi essi mangiano continuamente salvo che qualcuno li fermi. È senza dubbio evidente che i bambini con PWS bruciano la stessa quantità di calorie degli altri bambini quando fanno attività fisica, però si muovono molto meno dei bambini sani, il che conduce di conseguenza all'obesità. La loro composizione corporea è

'All'inizio non riuscivamo a capire perché dovevamo limitare l'assunzione di calorie da parte di Stefan perché, quando era molto piccolo, gioivamo di ogni goccia che beveva. Però, aumentò di peso molto rapidamente tra i tre ed i quattro anni di età e ci rendemmo conto che dovevamo stare attenti. Da allora, la sua alimentazione si è ridotta molto. Stefan, come i suoi fratelli e sorelle, deve chiedere quando desidera qualcosa da mangiare. Quando diamo a Stefan i secondi piatti se necessario, mettiamo solo mezza porzione sul piatto e ci assicuriamo che ci sia molta verdura o insalata. Diverse volte di recente, Stefan ha preso un po' di pane di nascosto. Nonostante questo non abbiamo dovuto chiudere a chiave dispensa e frigorifero. Sono gli adulti a creare la maggior parte dei problemi: amici e vicini, per esempio, semplicemente non riescono a capire perché Stefan non possa mangiare dei biscotti tra i pasti. Abbiamo cercato di spiegare loro la ragione ma questo non ha cambiato niente. Alle volte abbiamo risolto il problema dicendo loro una piccola bugia, che nostro figlio è diabetico – questo però ha funzionato.'

quindi diversa da quella di altri bambini sovrappeso, che hanno tessuto adiposo abbondante, ma anche più muscoli per sostenere il proprio pesante corpo. I bambini con PWS, invece, nonostante il livello dei loro tessuti adiposi hanno meno muscoli. È emerso di recente chiaramente che la ragione principale per cui i bambini con PWS hanno meno muscoli è perché si muovono meno. Maggior movimento significa maggiore muscolatura e più muscoli bruciano più grassi. Un programma speciale di attività fisica che duri 10 minuti ogni giorno, per esempio, può aiutare a mantenere sotto controllo il loro peso. [fig. 11]

Bassa statura

Il ritardo di crescita si nota fin dall'infanzia. I bambini con PWS continuano a crescere lentamente e, da adulti, sono molto più bassi della norma. Di media, le donne arrivano ai 150 cm di altezza e gli uomini a 162 cm. Al contrario degli altri bambini, non hanno una forte crescita durante la pubertà. Però, i bambini con PWS che hanno genitori alti crescono di più di quelli con famiglie dove i genitori sono più bassi.

Si ritiene ora che il ritardo di crescita nei bambini con PWS sia causato dal deficit di ormone della crescita. L'ormone della crescita è prodotto dalla ghiandola ipofisaria e distribuito a

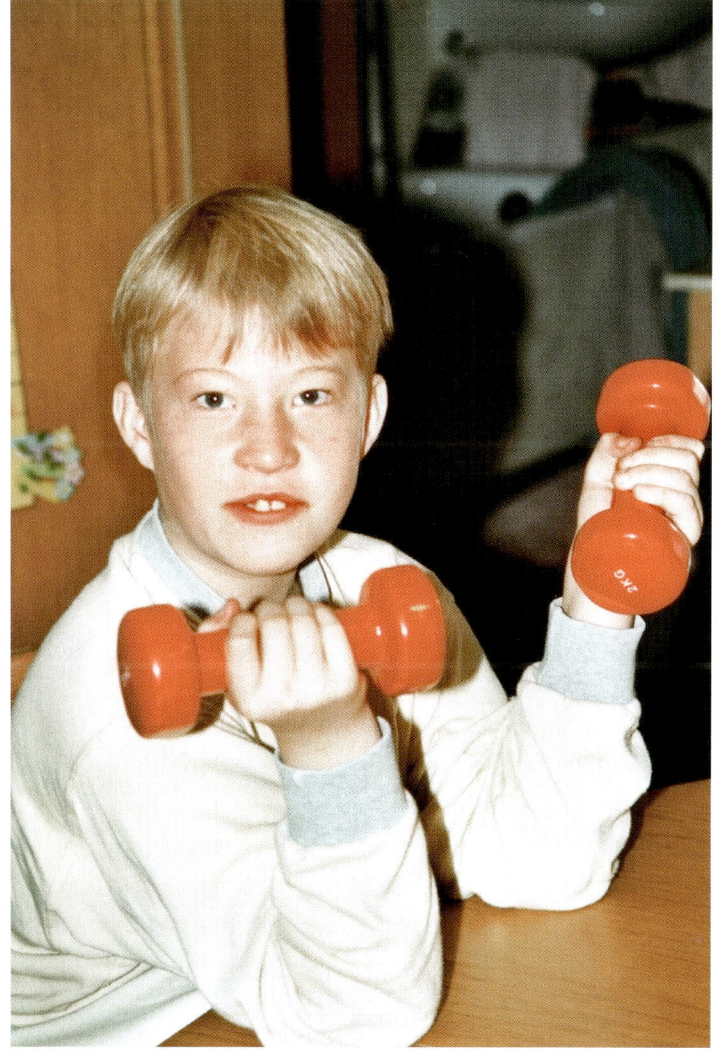

[Fig. 11] L'esercizio fisico giornaliero aiuta i bambini con PWS a formare più muscoli e a bruciare così più energie.

tutto il corpo attraverso la circolazione del sangue e viene controllato da una particolare regione del cervello, l'ipotalamo. L'ormone della crescita non solo fornisce lo stimolo a crescere, ma favorisce anche la formazione di massa muscolare e di conseguenza la forza, e riduce la deposizione di tessuto adiposo.

In generale, le cause di deficit di ormone della crescita possono essere molte e diverse. Per esempio, dopo la nascita, la ghiandola ipofisaria può non produrre del tutto l'ormone della crescita o non produrlo in quantità sufficiente. In alternativa, la ghiandola ipofisaria può venire danneggiata da un trauma o da un tumore. In alcuni casi, la produzione dell'ormone e il suo rilascio sono normali, ma il corpo non risponde allo stimolo della crescita. Nel caso della PWS, la ghiandola pituitaria probabilmente funziona perfettamente, mentre è difettoso il sistema di controllo dell'ipotalamo.

Sviluppo sessuale

Alla nascita, molti bambini con PWS presentano genitali poco sviluppati. Nei maschi, il pene ha una struttura normale ma spesso è molto piccolo. Nelle femmine, le piccole labbra ed il clitoride sono di solito poco sviluppati. Nei ragazzi, uno o entrambi i testicoli possono essere ritenuti in addome. Né i testicoli né lo scroto sono sviluppati completamente. Questo è probabilmente dovuto, da una parte allo scarso tono muscolare generale dei bambini con PWS e, dall'altra, al basso livello di produzione di ormone sessuale nei testicoli prima della nascita, dovuto a inadeguata regolazione da parte della ghiandola pituitaria e dell'ipotalamo.

Il problema dei testicoli ritenuti è chiaramente e strettamente legata alla successiva fertilità. Si deduce che i ragazzi con PWS sono sterili perché la produzione di spermatozoi è regolata da ormoni secreti dall'ipofisi. Questo processo è controllato dall'ipotalamo. Poiché questo controllo è difettoso nelle persone con PWS, è poco probabile che i pazienti maschi siano fertili.

Anche nella pubertà, i bambini con PWS sono diversi dagli altri bambini. Nella maggior parte dei casi, la scarsità di ormone sessuale significa che la pubertà in pratica non avviene, specialmente nei ragazzi, che spesso mostrano solo un leggero sviluppo puberale. Le loro voci spesso non cambiano. Molte ragazze si sviluppano in ritardo, ma la maggioranza non raggiunge mai la piena maturità sessuale. Molte di loro non hanno le mestruazioni, mentre in altri casi, in piccola percentuale ha il ciclo regolare. In questi casi, la fertilità e la possibilità di rimanere incinte non può essere esclusa. In tutto il mondo, si conoscono solo due casi di donne con PWS che sono rimaste incinte ed hanno dato alla luce bambini sani.

Sviluppo psicomotorio ed intellettivo

I bambini con PWS soffrono di un ritardo nello sviluppo psicomotorio ed intellettuale, evidente fin dall'infanzia. Spesso, lo sviluppo del linguaggio e l'attività motoria principale sono particolarmente lenti. Molti bambini hanno difficoltà ad apprendere a parlare, benché la loro comprensione della lingua sia spesso intatta. Molti pazienti con PWS hanno gravi difficoltà di apprendimento, con un quoziente intellettivo (QI) medio di 70. Però, i livelli di intelligenza coprono l'intero spettro di QI, così che alcune persone PW presentano un livello normale di intelligenza. La diversità è ampia come nei bambini sani. Però, a causa dei problemi comportamentali e le difficoltà in alcuni compiti specifici, anche chi è dotato di intelligenza normale presenta facilmente dei problemi a scuola. Alcuni bambini con PWS sono in grado di frequentare una scuola normale, benché molti si sentano più a loro agio in classi poco numerose, dove possono essere seguiti in base ai loro tempi di apprendimento e possono sviluppare le proprie potenzialità.

'Anja ha fatto molti passi in avanti, ma è ancora una bambina disabile. Questo appare ovvio se la si confronta ogni giorno con il suo fratello gemello : lui è in grado di camminare, mentre Anja ha iniziato solo ad andare a gattoni. Nostro figlio può formulare una frase di quattro parole mentre Anja riesce solo a dire parole singole con una voce stridula e nasale.'

Sviluppo sociale e comportamento

Le persone con PWS devono confrontarsi anche con il loro sviluppo sociale. Di solito hanno difficoltà a valutare le situazioni sociali. In alcuni casi, i problemi di comunicazione possono peggiorare la situazione.

Da bambini, i pazienti con PWS sono dolci ed affettuosi. Però, crescendo cominciano ad evidenziare i propri limiti, possono reagire molto violentemente sfidando chi gli sta intorno, spesso con scatti di collera. Il tenero ed obbediente bambino si può trasformare in un soggetto estremamente testardo e permaloso che sbatte la porta ed è impossibile da calmare.

L'umore di un bambino con PWS può cambiare molto rapidamente. Molti si alterano, in particolare, per cambiamenti imprevisti della loro routine giornaliera, perché desiderano conoscere in modo preciso ed in anticipo cosa li aspetta. Un evento imminente deve essere annunciato più volte ed il bambino può fare le stesse domande a riguardo per mille volte. Se questa strategia non ha successo, si può verificare un episodio di collera. Molti bambini si intestardiscono e proseguono come se niente fosse. Però, sono spesso sinceri ed esprimono i loro sentimenti – sia positivi che negativi – in maniera aperta.

È un mistero perché questa situazione di sfida sia spesso più pronunciata nei bambini con PWS che tra gli altri. Comun-

‘Se succedeva di dire no a Monika, lei reagiva gridando forte, tirando oggetti, buttandosi sul pavimento ed in genere degenerando. Questi episodi d’ira succedevano quando frequentava l’asilo o la scuola. Negli ultimi anni è diventata più disponibile ad affrontare le frustrazioni e riesce ad accettare meglio i cambiamenti di programma. Noi naturalmente cerchiamo di evitare di cambiare i nostri piani all’ultimo minuto. Però, quando ciò avviene, siamo riusciti ad abituarla ad adattarsi alla nuova situazione, spiegandole dove possibile, quali sono i lati positivi. Nel frattempo, lei ha potuto sviluppare le proprie strategie per affrontare tali cambiamenti.’

que, l'esperienza dei genitori suggerisce che, oltre che essere un fenomeno legato all'età, la rabbia e la disperazione sono spesso collegate alla necessità che tutto sia pianificato in anticipo. Ogni cosa che stravolga l'ordine prestabilito degli eventi confonde il bambino, che reagisce con collera e sfida nei confronti dell'ambiente esterno.

Può essere quindi di grande aiuto se i genitori preparano in anticipo i loro figli ai cambiamenti del loro programma, se enfatizzano gli aspetti positivi della nuova situazione, e se parlano delle situazioni difficili prima che sorgano, rendendo in alcuni casi i loro figli protagonisti. Però, è anche importante che ai bambini con PWS venga insegnato già da piccoli ad essere flessibili, perché questo renderà più facile affrontare dei cambiamenti. La flessibilità può essere insegnata gradualmente, con le situazioni che si presentano ogni giorno. Per esempio, un bambino può imparare a scegliere tra due possibilità: ad esempio che vestiti indossare.

Se il bambino ha ancora momenti di collera, i tentativi di discutere o di litigare con lui raramente migliorano la situazione anzi alle volte la aggravano. Spesso è più saggio lasciare la stanza oppure mandare il bambino nella sua camera fino a quando si sarà calmato.

La prima volta che vanno all'asilo o a scuola, la loro sfera di attività si allarga e diventano più indipendenti. Questo è per loro motivo di orgoglio, ma crea anche nuovi problemi. L'ossessione continua di trovare del cibo fuori di casa può portarli ad aumentare di peso. In genere, mentre il bambino diventa più indipendente, diventa più difficile mantenere il suo peso ad un livello ragionevole. Dall'altra parte, i soggetti con PWS diventano più consci di essere disabili quando convivono con bambini della stessa età. I bambini con PWS in età scolare alle volte soffrono solo perché si sentono diversi, il che li può portare anche a scatti d'ira incontrollabili. I genitori non possono fare niente per evitare che i loro figli si sentano esclusi. Però, assieme agli educatori ed insegnanti dell'asilo o della scuola, possono aiutare il bambino a costruirsi una sua auto stima. La lode quanto il lavorare assieme sono utili per sviluppare strategie per trattare la frustrazione.

Dopo la pubertà, le reazioni di sfida aperta e gli episodi di collera diventano meno frequenti, benché attacchi di depressione siano possibili e a volte accompagnati da sintomi psicotici. Anche qui è importante che i soggetti coinvolti siano presi seriamente e che la loro auto stima sia incoraggiata. Un ambiente strutturato appositamente è molto di aiuto per i pazienti con PWS. Può essere utile anche apprendere le tecniche di comportamento, partecipare a sessioni di psicoterapia (possibilmente in gruppo) ed, in alcuni casi, anche assumere tranquillanti.

Molti bambini con PWS hanno i loro ritmi e schemi di sonno, capita spesso che si addormentino durante il giorno e si

'All'inizio, Jeremy è andato ad un asilo normale con 28 bambini. Avrebbe potuto frequentare anche le scuole elementari normali, ma la nostra esperienza all'asilo ci insegnò che vivere in un gruppo più piccolo era meglio per lui. Poiché egli continuamente deve misurarsi con gli altri e pensa di non essere in grado di farcela, si chiude in sé stesso o ha crisi d'ira. Per questo abbiamo inserito Jeremy in una classe più piccola.'

sveglino durante la notte. Di giorno, genitori ed insegnanti devono tenere svegli i bambini nel caso che si addormentino in modo che sviluppino una routine più regolare. Crescendo, lo svegliarsi di notte diventa un problema meno frequente. Con un po' di spiegazioni ed una routine più pianificata, i ragazzi più grandi che si svegliano di notte possono imparare a giocare da soli fino a che tornano a dormire. Molti genitori però hanno scoperto che i loro figli quando si svegliano di notte cercano cibo per casa, il che chiaramente si scontra con tutti i piani di dieta prestabiliti.

'Susanne ha 26 anni. Ha fatto un corso di due anni di economia domestica ed ora passa la settimana in un residence, dove lavora in cucina. Nel suo tempo libero, ama scrivere delle lettere, suonare il flauto ed ascoltare musica. Passa i suoi fine settimana sia con la sua famiglia che con i genitori delle sue due amiche. È molto severa con se stessa sul controllo del peso: si pesa ogni giorno e, se è aumentata, riduce la quantità di cibo da sola e magari salta la merenda pomeridiana. Le piace molto passare le vacanze facendo camping.'

Problemi respiratori

Da molto tempo si sa che alcuni bambini con PWS presentano problemi respiratori. [fig. 12] Questo può essere dovuto a varie cause: alle volte la regolazione da parte dell'ipotalamo è anormale e non opera al livello usuale; la massa muscolare ridotta può portare a movimenti respiratori inadeguati; e certe volte il calibro della laringe è più ristretto nei bambini con PWS, con il risultato di ridurre il flusso d'aria. È importante che questo tipo di situazioni venga riconosciuto subito, in particolare se il bambino di notte russa o se certe volte smette di respirare. [fig. 13] In questi casi viene di solito registrata una polisonnografia. Questo richiede che il bambino passi una notte in ospedale in modo da monitorare i parametri cardiorespiratori. Devono anche essere esaminati da un otorinolaringoiatra che deve controllare se c'è o meno ipertrofia tonsillare. Le tonsille grosse sono molto comuni nei soggetti con PWS e dovrebbero essere rimosse il più presto possibile.

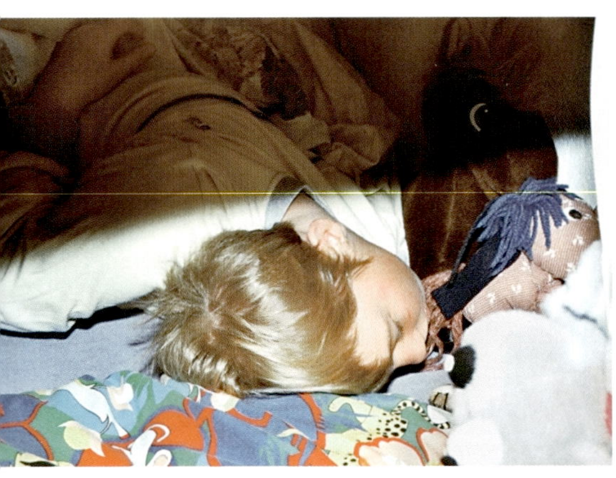

[Fig. 12] Per illustrare i problemi respiratori: Una bambina addormentata assume istintivamente una posizione in iperestensione del collo al fine di migliorare la respirazione.

Problemi ortopedici

I bambini con PWS hanno più possibilità di altri bambini di presentare curvature patologiche della spina dorsale. Anche qui, i genitori devono essere attenti, perché solitamente sono proprio loro ad essere i primi a notare un cambiamento nella postura del loro figlio. A seconda del tipo e della gravità del caso, possono essere necessari la fisioterapia o, in rari casi, il trattamento con bustino. Poiché qualsiasi curvatura della spina dorsale (se in avanti = cifosi; se laterale = scoliosi) peggiora con la crescita del bambino, deve essere controllata di continuo, in particolare durante i periodi di crescita rapida (per esempio, nei primi periodi di trattamento con l'ormone della crescita). In caso di dubbio, il medico responsabile chiederà il parere di uno specialista ortopedico.

Problemi dentali

Una buona igiene dentale è importante per tutti i bambini. I denti dei bambini con PWS spesso si deteriorano più velocemente in quanto lo smalto è meno robusto ed hanno quindi bisogno di maggiore attenzione e di controlli più frequenti. Inoltre, la saliva dei bambini con PWS è più densa di quella degli altri, il che

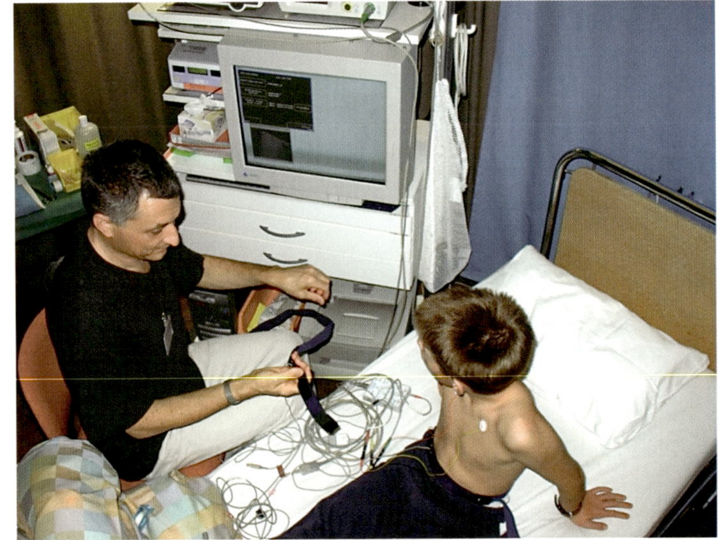

[Fig. 13] Un dottore spiega l'esame del sonno (polisonnografia) ad un bambino con PWS. Per questo esame, il bambino passa una notte in ospedale, dove vengono registrate la respirazione, il battito cardiaco e le funzioni cerebrali.

significa che spesso hanno accumuli di saliva secca agli angoli della bocca. La saliva densa non protegge i denti dalla carie come la normale saliva. Le abitudini alimentari dei bambini con PWS, in particolare il loro amore per i dolci, aumentano il rischio di ulteriori carie. Perciò, dovrebbero essere visti regolarmente da un dentista fin dall'età di tre anni. Vale la pena trovare un dentista specifico per bambini, che li sappia mettere a loro agio di modo che questo possa ridurre il rischio di crisi.

Problemi della pelle

I bambini con PWS tendono a grattare punture di insetti e lesioni con particolare vigore. Poiché questo non ritarda solo il processo di guarigione ma può portare anche ad una infezione, è consigliabile prendere alcune semplici contromisure per affrontare il problema. Queste potrebbero essere olio o creme in grado di ridurre il prurito, ma anche le unghie corte possono limitare il grattamento. Educare i bambini sui quali possono essere le conseguenze di questo comportamento può permettere alle lesioni e alle punture di guarire, perché il bambino impara a grattare attorno la lesione o a passare semplicemente sopra con la mano invece che grattarla con le unghie. I genitori di bambini con PWS affermano che anche una stimolazione regolare con una spazzola riduce la voglia di grattarsi. Quando però una lesione è profonda e causata da un grattamento continuo, dovrà essere trattata con cura, spesso anche con l'applicazione di antibiotici e, molto importante, con una fasciatura stretta per evitare che il bambino si gratti ancora.

Matthias

Matthias è stato il primo bambino ad aver ricevuto una cura consistente e completa e la terapia con l'ormone della crescita fin dall'età di sette mesi. Non solo fa fisioterapia per una ora la settimana, ma è continuamente stimolato dalla sua famiglia a fare esercizio fisico. In combinazione con uno stretto controllo dell'alimentazione tutto questo ha portato ad un ottimale rapporto muscolo/grasso. Matthias è felice. Quando gioca o partecipa a feste ufficiali (prima Comunione), si fa fatica a distinguerlo tra gli altri bambini.

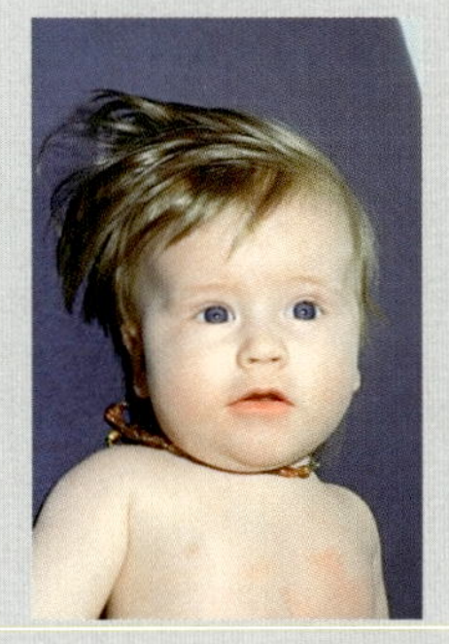

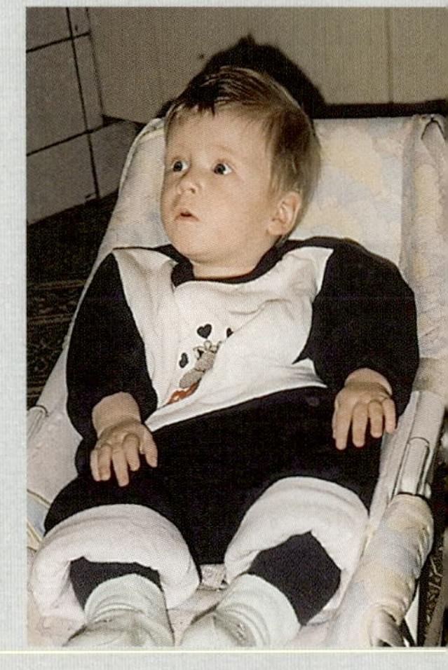

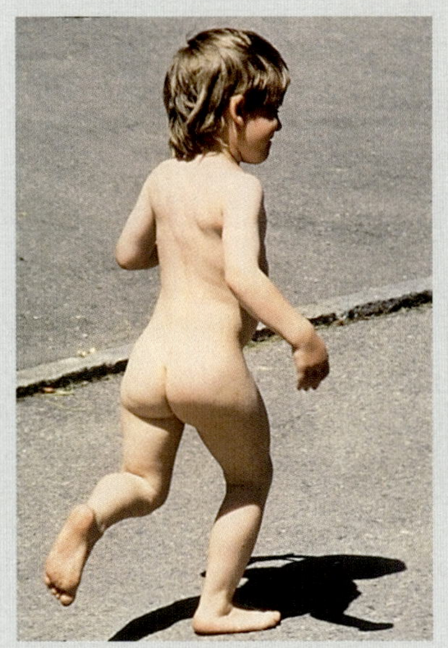

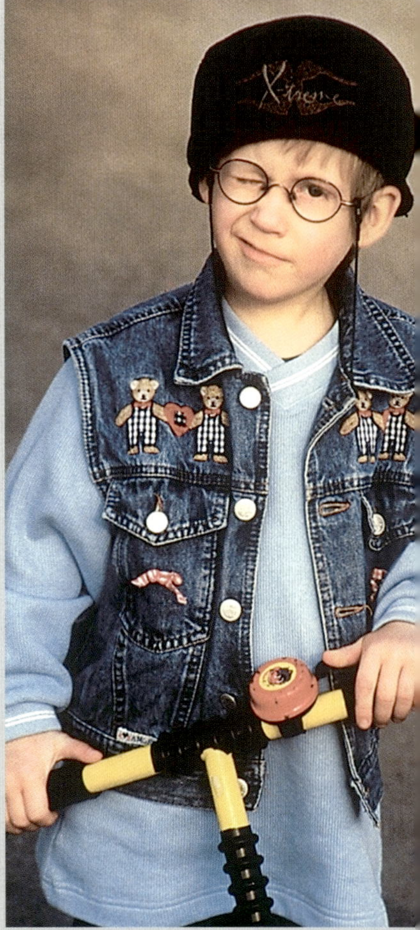

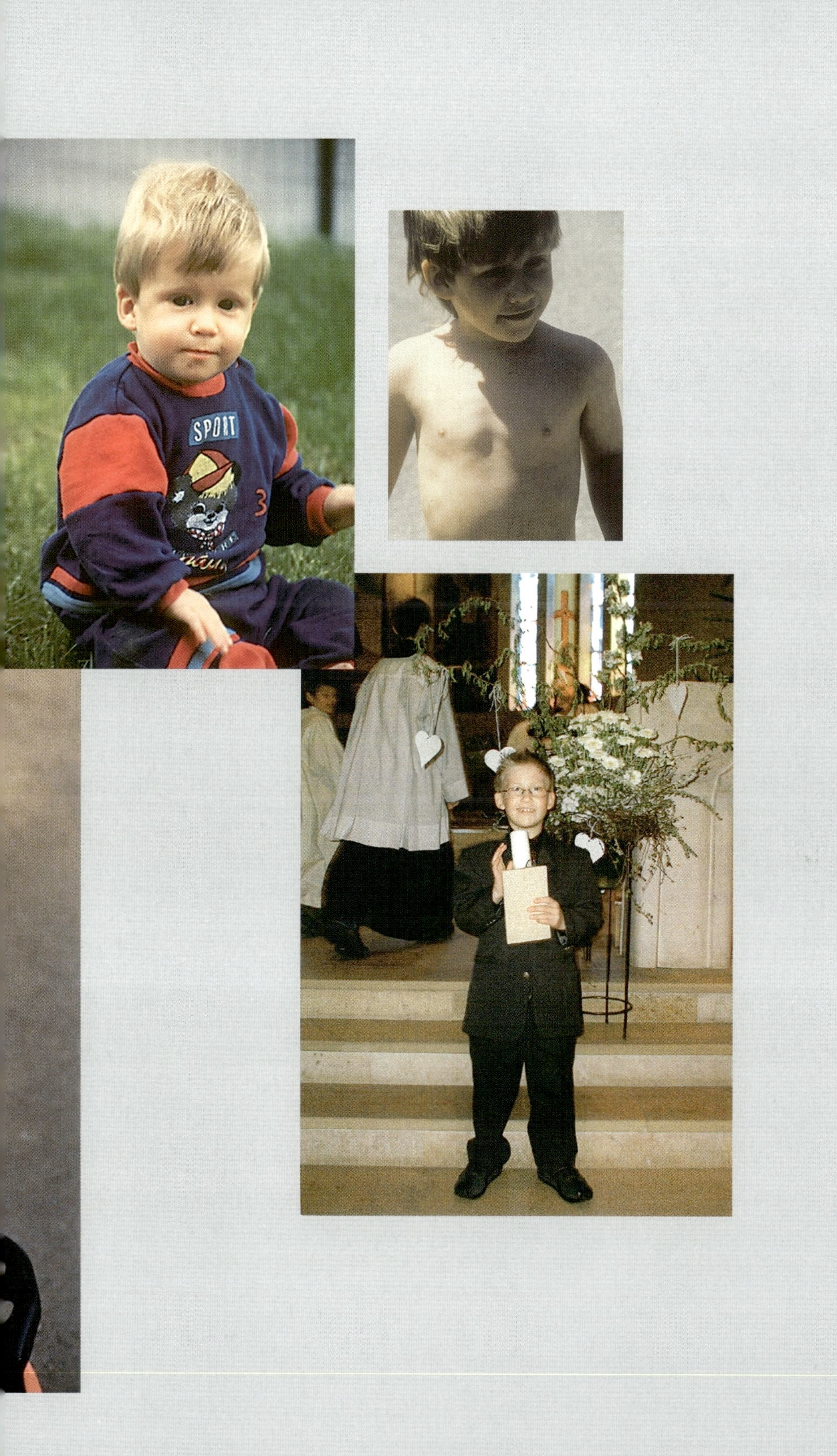
SPORT

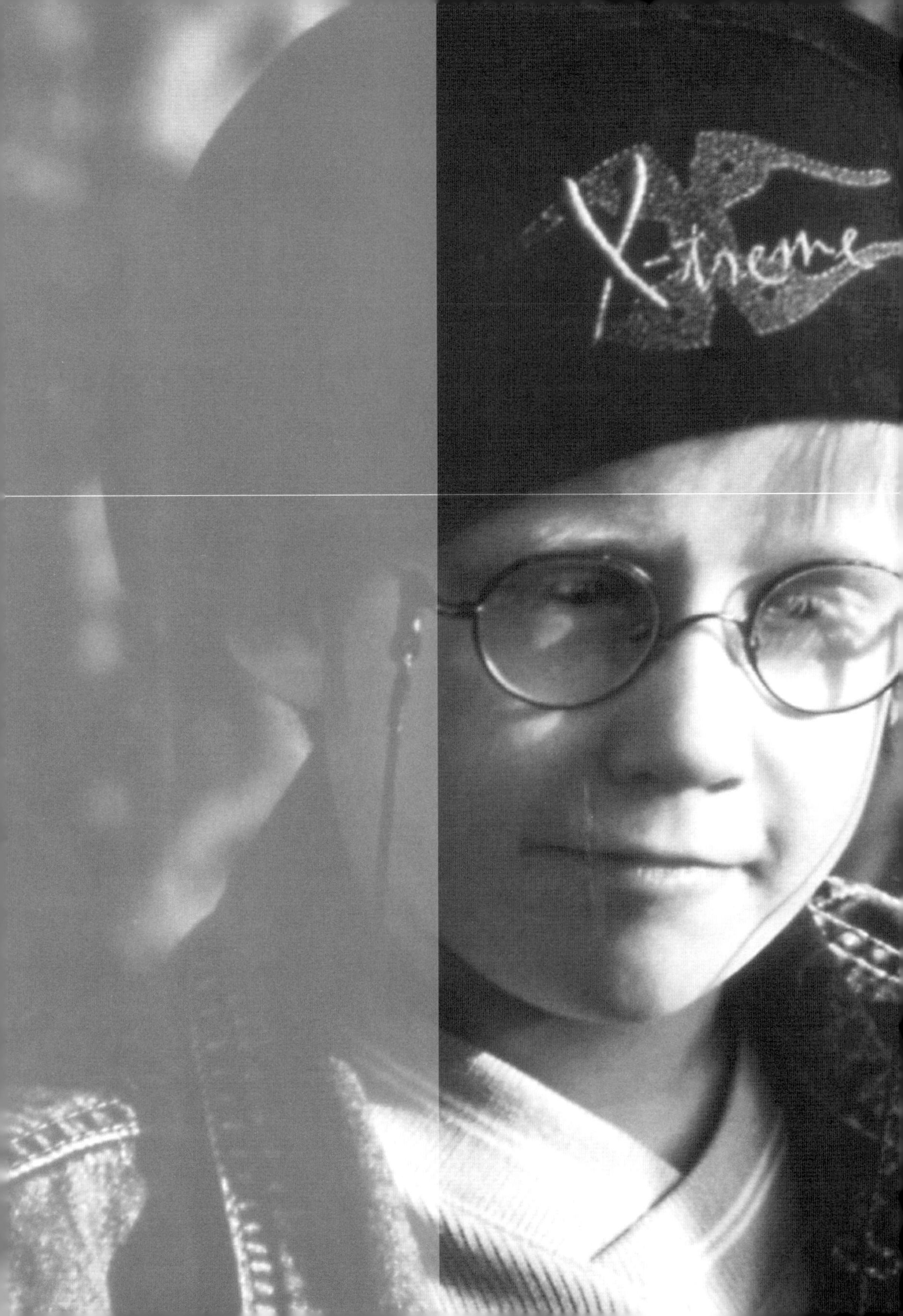
X-treme

Strategie di trattamento

Limitare l'assunzione di cibo e regolare l'appetito

Limitare l'assunzione di calorie è e rimane il compito più importante per chiunque segua un bambino con PWS. I bambini più grandi, gli adolescenti e gli adulti con PWS hanno bisogno di avere impedito l'accesso a cucina e frigorifero. È di estrema importanza per prevenire l'obesità, controllare le abitudini alimentari del bambino prima che diventi sovrappeso. Il consiglio di un nutrizionista come pure quello di un medico con molta esperienza nella PWS o un esperto dell'alimentazione sono di solito fondamentali. È importante assicurarsi che la dieta dei bambini PWS sia non solo quantitativamente controllata, ma anche qualitativamente bilanciata e che comprenda quindi sufficienti apporti di calcio, oligoelementi e vitamine. Può essere utile anche il supporto di uno psicologo con esperienza, perché i genitori spesso conoscono tutto quello che si deve sapere sull'alimentazione ma hanno problemi ad attuarlo. È stato provato anche negli ultimi anni che i bambini con PWS non devono solamente essere limitati nell'intake calorico (controllando l'alimentazione) ma anche consumando più energie (attraverso il movimento e lo sport). Infatti i bambini con PWS non solo mangiano troppo, ma si muovono anche molto meno dei bambini sani.

'Le abitudini alimentari dell'intera famiglia sono cambiate: non mangiamo mai fuori dei pasti e se mia figlia maggiore vuole dei dolci non li può mangiare di fronte ad Anja. Ci assicuriamo che non ci sia niente da mangiare alla portata di Anja. Le sue nonne pensano che siamo troppo severi con lei, ma noi siamo sicuri che valga la pena continuare così. Abbiamo già conseguito un successo. Alla festa di compleanno, la tavola era piena di torte e dolci – ma Anja si è servita da sola prendendo un pomodoro!'

Se viene ingerita più energia sotto forma di cibo di quella che viene bruciata con il movimento, per es. se si acquisisce più di quello che si spende, le riserve di grasso cominciano ad accumularsi. Un sistema di regolazione energetico perfettamente funzionante è di fondamentale importanza per tutti gli esseri viventi, poiché l'assunzione di energia ed il suo consumo avvengono di solito in momenti diversi: ci riposiamo e mangiamo e solo più tardi cominciamo a muoverci di nuovo. Molti animali in autunno si forniscono di uno strato extra di grasso per far fronte all'inverno. Anche gli esseri umani erano soliti fare qualcosa del genere, accumulando grasso nei periodi di abbondanza in modo da poter sopravvivere nei periodi di carestia. Anche il consumo di energia varia enormemente. La gente consuma poche calorie se rimane seduta alla scrivania, ma sarebbero molte di più correndo una maratona.

Se la loro alimentazione non viene controllata, i pazienti con PWS potrebbero oltrepassare i 100 kg, arrivando addirittura in casi estremi anche a 300 kg. Naturalmente sarebbe sbagliato pretendere che i bambini con PWS fossero magrissimi. Il nostro obiettivo è di mantenere il loro peso ad un livello ragionevole in relazione alla loro altezza, per es. tra il 75° ed il 97° percentile sul diagramma. [fig. 14] Per esperienza, le persone con PWS che rientrano in questo range presentano un equilibrio ottimale tra massa muscolare e massa grassa.

Sembra che i farmaci usati per regolare l'appetito in persone non PWS sovrappeso non abbiano alcun effetto sulla fame costante e sull'aumento di peso vissuto dai pazienti con PWS. Così come i farmaci psichiatrici che sono usati per curare la depressione o altri problemi simili sembra non abbiano alcun effetto sul comportamento alimentare.

La terapia con ormone della crescita

Verso la fine degli anni 80, i ricercatori si sono resi conto che i bambini con PWS potevano soffrire di deficit dell'ormone della crescita. L'ormone della crescita è prodotto nella ghiandola pituitaria, controlla la crescita e altri processi biologici come la formazione dei muscoli e il consumo dei grassi. L'ipofisi è collegata dal peduncolo ipofisario al restante tessuto cerebrale ed è controllata da ormoni prodotti dall'ipotalamo. [fig. 15] I bambini che – di solito per difetti congeniti – nascono senza ghiandola pituitaria non possono produrre ormone della crescita e quindi non crescono normalmente. In più, sviluppano meno massa muscolare e più tessuto adiposo dei bambini sani. Presentano quindi sintomi similari a quelli dei bambini con PWS: crescita insufficiente, obesità, tono muscolare ridotto. Però, tendono ad essere meno sovrappeso dei bambini con PWS.

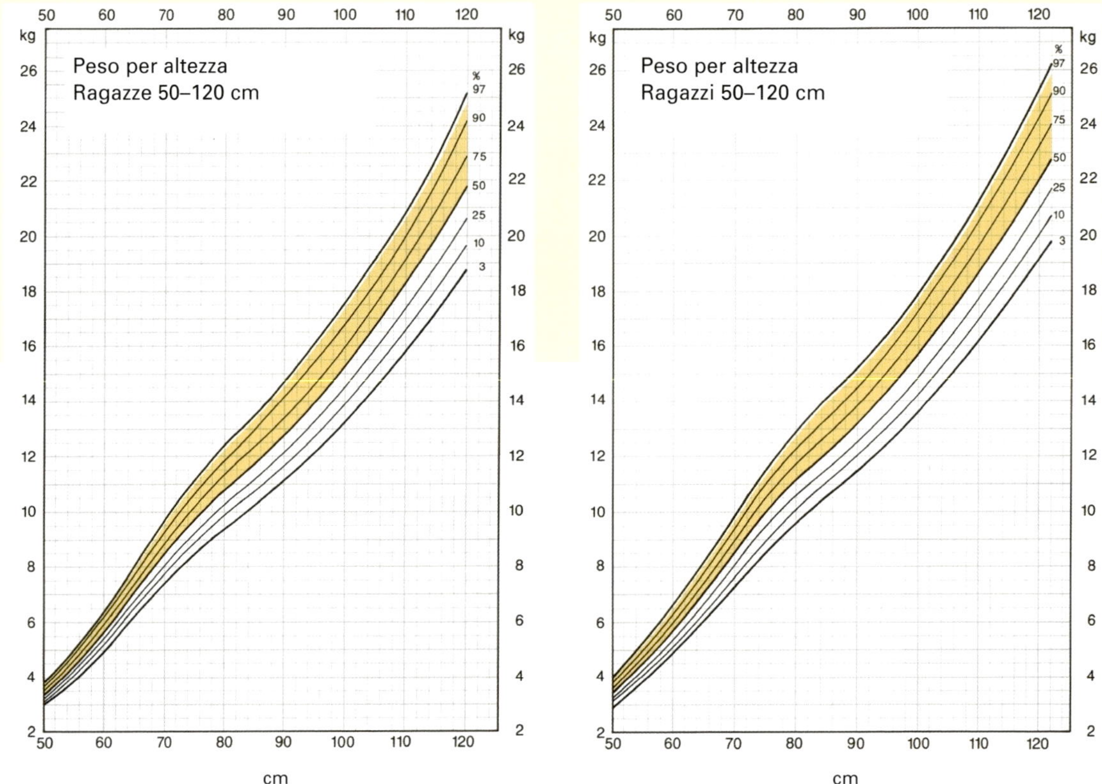

Poiché è particolarmente difficile provare che un bambino sovrappeso abbia deficit dell'ormone della crescita, c'è voluto molto tempo per rendersi conto che la maggior parte dei bambini con PWS in realtà non produce sufficiente ormone della crescita. Le persone sovrappeso presentano un basso livello di ormone della crescita rispetto alle persone con un peso normale.

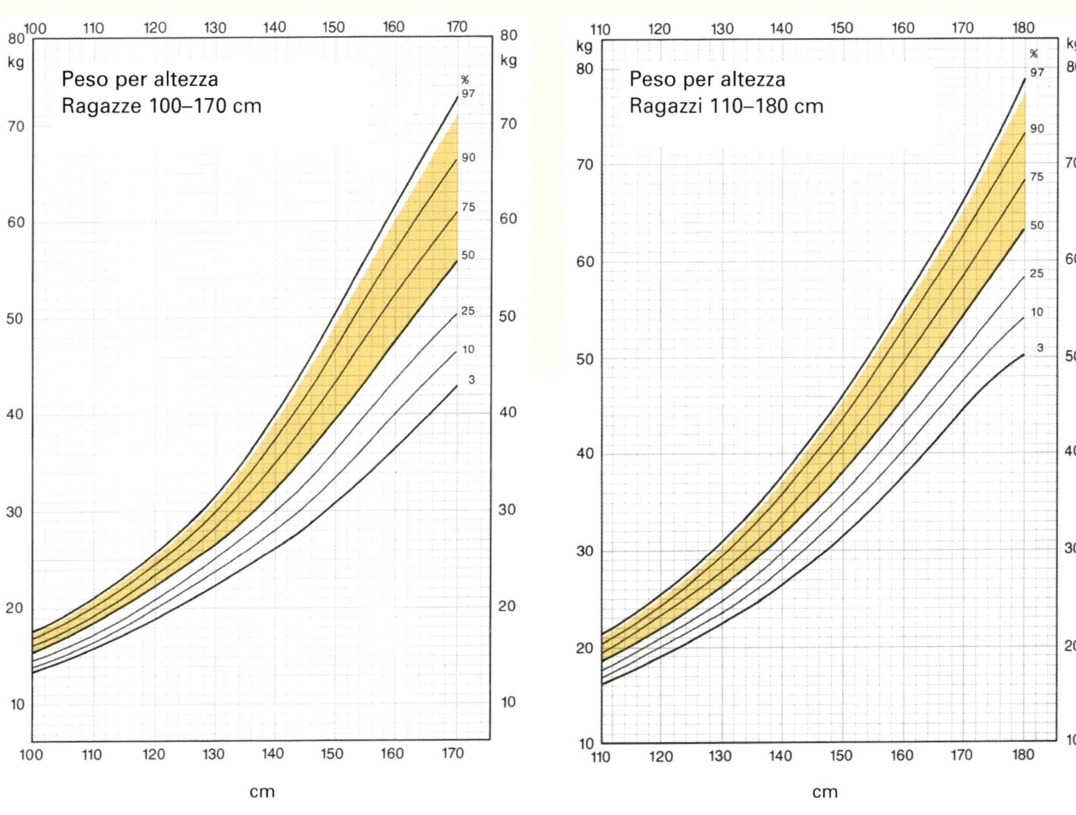

[Fig. 14] Grafico che mostra i percentili del rapporto peso/altezza. Il 50° centile corrisponde al peso medio corporeo di bambini sani. L'area tra il 3° ed il 97° centile è definita come range normale. Solo il 3% di tutti i bambini ha un peso sotto il 3° centile, e solo il 3% sopra il 97° centile. Per i bambini con PWS, il range ottimale di peso si inserisce tra il 50° ed il 95° centile. Questi grafici sono disponibili in documenti PDF consultando: www.childgrowth.org

Note informative:

Leptina, insulina ed altri regolatori della fame

Molti sistemi biologici sono salvaguardati in vari modi diversi. Questo si applica anche alla regolazione dell'energia. Conosciamo al momento poco di questo sistema. Si è scoperto che l'energia è regolata per mezzo di due meccanismi indipendenti – uno che produce e stimola la fame ed uno che la ferma.

Nel 1995, fu scoperta la leptina, un ormone prodotto dalle cellule adipose. Più rappresentato è il tessuto adiposo maggiori sono i livelli di leptina plasmatica. Lo stesso avviene per l'insulina prodotta dal pancreas. Una scarsa nutrizione riduce i livelli di leptina e di insulina in base alla diminuzione del grasso corporeo. Una riduzione dei livelli di leptina e di insulina stimola il meccanismo della fame per aumento degli ormoni che stimolano l'appetito, per es. il neuropeptide Y (NPY) ed Agouti-related peptide (AgRP).

Una diminuzione dei livelli di insulina e di leptina abbassa anche i meccanismi che riducono la fame e abbassa il livello dell'ormone anoressizzante Alpha-MSH. Da ciò risulta che un aumento di NPY e AgRP e la simultanea riduzione del Alpha-MSH nell'ipotalamo portano la persona a mangiare, cioè ad assumere più calorie, e a ridurre la propria attività fisica, usando meno energie.

Verso la fine del 1999, è stato scoperto un nuovo ormone, la ghrelina. È prodotto nelle pareti dello stomaco ed aumenta quando c'è insufficiente alimentazione. Un aumento dei livelli di ghrelina stimola anche la produzione degli ormoni che stimolano l'appetito, NPY ed AgRP. C'è anche una intera gamma di altri ormoni conosciuti le cui funzioni sono ancora poco chiare. Gli ormoni prodotti nell'intestino inviano segnali all'ipotalamo sullo stato di sazietà degli organi digestivi e quindi giocano un ruolo sulla regolazione dell'appetito. [fig. 16]

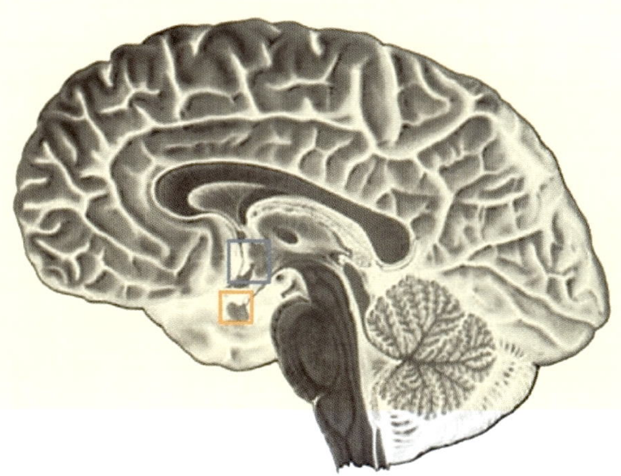

[Fig. 15] Sezione del cervello lungo la linea centrale, con l'ipotalamo nel quadratino blu e la ghiandola pituitaria nel quadratino arancione.

È probabile che la loro crescita sia controllata da altri meccanismi oltre l'ormone della crescita. Però, ci sono chiari segnali che suggeriscono come il basso livello di ormone della crescita nei bambini con PWS non sia semplicemente un risultato dell'essere sovrappeso, ma una reale mancanza dello stesso. Questo è evidenziato da:

Massa muscolare ridotta

A differenza dei soggetti sovra peso normali, i bambini con PWS hanno una massa muscolare ridotta.

Basso livello di IGF-I

L'ormone della crescita produce una crescita lineare principalmente tramite un altro ormone, conosciuto come IGF-I, che vie-

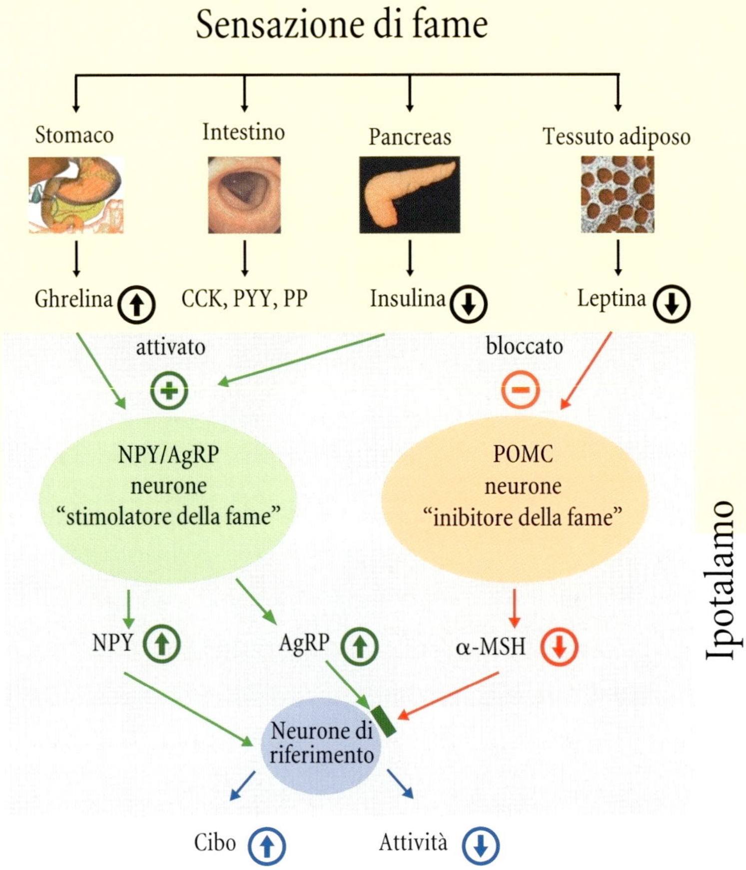

Sensazione di fame

Stomaco
Intestino
Pancreas
Tessuto adiposo

Ghrelina ↑
CCK, PYY, PP
Insulina ↓
Leptina ↓

attivato
bloccato

NPY/AgRP neurone "stimolatore della fame"
POMC neurone "inibitore della fame"

Ipotalamo

NPY ↑
AgRP ↑
α-MSH ↓

Neurone di riferimento

Cibo ↑
Attività ↓

[Fig. 16] Segnali provenienti dal tratto intestinale e dal tessuto adiposo informano l'ipotalamo sullo stato nutrizionale. Quest'ultimo risponde causando senso di fame o sazietà e adattando il grado di attività (necessità di riposo o di movimento). Nella PWS, questo controllo è disturbato (più informazioni nella info box).

↑ Aumento
↓ Diminuzione

ne prodotto primariamente nel fegato. Nonostante un basso livello di secrezione dell'ormone della crescita, la maggior parte dei bambini sovrappeso produce normali o persino alti livelli di IGF-I. I bambini con PWS, però, hanno livelli bassi di IGF-I. Questo indica che i pazienti con PWS in realtà hanno una secrezione ridotta di ormone della crescita.

Bassa secrezione di insulina

Il basso livello di secrezione di ormone della crescita spiega anche i livelli ridotti di insulina osservati nei bambini con PWS. Al contrario, i bambini sovrappeso hanno normalmente alti livelli di insulina. La bassa secrezione di insulina è tipicamente riscontrata in bambini con deficit di ormone della crescita.

Bassa statura

La curva di crescita nei soggetti sovrappeso non PWS si differenzia da quella dei bambini con PWS. La maggior parte dei bambini obesi è più alta e cresce più rapidamente dei bambini con peso normale. I bambini con PWS, al contrario, sono più bassi e crescono meno rapidamente di quelli non PWS che abbiano un peso normale.

Il deficit dell'ormone della crescita nei bambini con PWS è probabilmente causato da un difetto dell'ipotalamo nel regolare correttamente la secrezione dell'ormone. Nei primi anni 90, sono stati intrapresi in Europa e negli Stati Uniti studi a lungo termine sul trattamento con ormone della crescita in bambini con PWS. Finora, sono stati pubblicati i risultati del trattamento fino a 7 anni. I dati prodotti da Aaron Carrel e dalla sua equipe negli USA, lo studio in Svezia portato avanti da Ann Lindgren e colleghi, e lo studio condotto dalla Fondazione di Zurigo 'Growth, Puberty, Adolescence' sono particolarmente significativi. Nella maggior parte degli studi, le dosi di ormone della crescita sono intorno a 1 mg/m^2 di superficie corporea, che corrispondono a circa 0.025–0.05 mg/kg/die. Questo ormone non solo stimola la crescita, ma aumenta anche la massa muscolare e riduce la massa grassa. [fig. 17 a/b]

I bambini con PWS crescono in maniera più rapida e significativa se trattati con l'ormone della crescita; sviluppano più muscoli e spesso, se il trattamento è iniziato molto presto, diventano o almeno rimangono molto meno obesi. I genitori ci informano inoltre che i loro bambini diventano più attivi già nelle prime settimane di trattamento, muovendosi di più e con maggior divertimento. La massa grassa diminuisce, ma si stabilizza ad un livello relativamente alto. Nel frattempo, durante i primi 6 mesi di trattamento con l'ormone della crescita, la massa muscolare aumenta in maniera significativa in relazione alle dimensioni del corpo. In seguito rimane costante – sempre in relazione alla massa corporea – e non aumenta ulteriormente solo

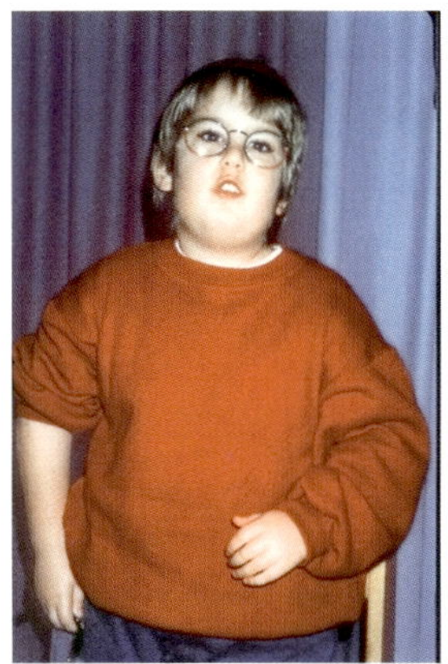

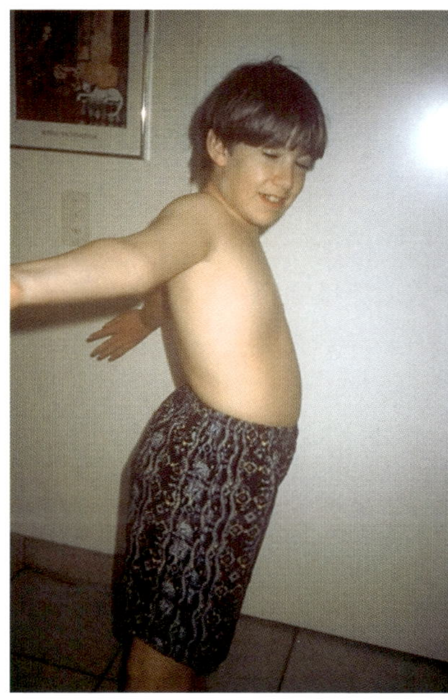

[Fig. 17 a/b] Un bambino dalla prima fase di trattamento con l'ormone della crescita, prima della terapia e dopo due anni di terapia. I risultai sono impressionanti e mostrano il successo di un intervento multi-disciplinare.

[Fig. 18 a/b] Anche in questa bambina, lo stretto controllo alimentare, combinato con il trattamento con ormone della crescita, hanno portato ad una considerevole perdita di peso in un anno.

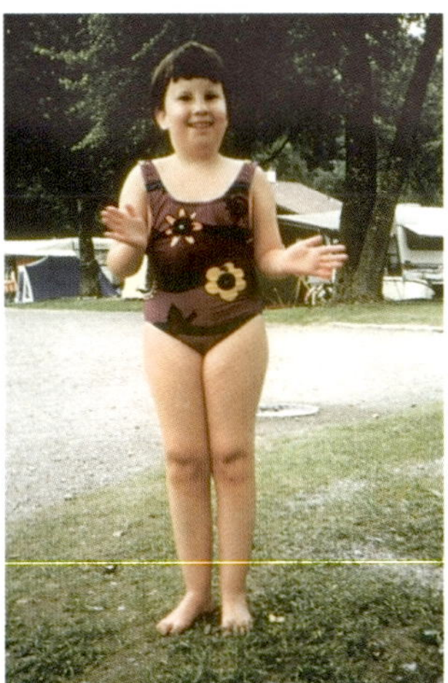

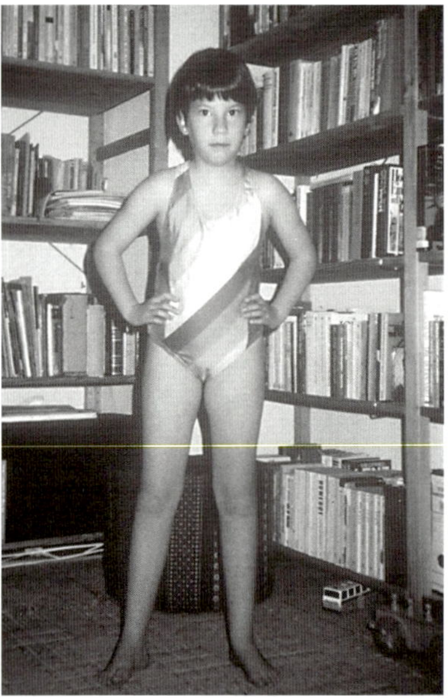

grazie all'ormone della crescita. Comunque, poiché i bambini si muovono di più grazie alla maggiore forza muscolare, incrementano ulteriormente la loro massa magra.

Il trattamento con ormone della crescita ha cambiato fondamentalmente l'aspetto estetico dei pazienti con PWS. Per la prima volta, sempre che l'assunzione di calorie venga controllata in maniera appropriata, molti bambini con PWS non saranno più dei soggetti sovrappeso. [fig. 18 a/b]

I genitori, prima di optare per questa terapia, devono certamente chiedere informazioni e prendersi tutto il tempo necessario per decidere. La terapia con ormone della crescita richiede perseveranza: le iniezioni giornaliere dovranno essere praticate per molti anni e un controllo medico è necessario ogni 3–6 mesi.

Anche quando i bambini con PWS ricevono il trattamento con ormone della crescita, il loro appetito rimane un problema ed avranno sempre una fame insaziabile. La loro massa grassa e il loro peso diminuirà solamente se la loro assunzione di energia non crescerà. Durante il trattamento con l'ormone, i bambini con PWS potranno solo evitare di aumentare di peso se mantengono un'assunzione di calorie intorno al 75% del livello consigliato per i bambini sani. Questo significa che l'apporto alimentare deve essere costantemente controllato anche durante il trattamento.

Quali sono i possibili effetti collaterali e quanto sono comuni?

- L'ormone della crescita contrasta l'azione dell'insulina. Perciò, in particolare i bambini sovrappeso possono soffrire di disturbi del metabolismo glucidico. Se un bambino in terapia con ormone della crescita non diventa più magro o se il suo peso continua a crescere in relazione alla sua altezza, significa chiaramente che sta mangiando troppo. Comunque, un aumento di tessuto adiposo è la causa più comune di problemi glico-metabolici e può richiedere un'interruzione della terapia. In questo caso, la situazione ritorna normale in accordo con il peso del bambino. Tuttavia, nei bambini PWS meno obesi, il metabolismo glucidico è persino migliorato durante la terapia con GH a lungo termine, grazie all'utilizzo degli zuccheri da parte dalla aumentata massa muscolare.
- Un rapido accrescimento staturale spesso porta inevitabilmente ad un aggravamento di una scoliosi pre-esistente. Qualsiasi curvatura della spina dorsale viene quindi accentuata. Però, non si tratta in realtà di un effetto collaterale dell'ormone della crescita, ma di una diretta conseguenza della crescita stessa – indipendentemente dal fatto che la crescita avvenga fisiologicamente o tramite terapia con ormone della crescita. Tutti i bambini con PWS perciò necessitano di regolari controlli ortopedici.
- Una piccola parte di bambini con PWS presenta problemi respiratori, che forse possono inizialmente peggiorare con il trattamento con ormone della crescita. Noi crediamo che la respirazione di ogni bambino dovrebbe essere monitorata durante il sonno tramite polisonnografia o metodo similare, specialmente prima di iniziare il trattamento con ormone della crescita. Se si riscontrano anomalie, in particolare la presenza di desaturazioni, bisogna prestare maggiore attenzione ed i medici devono valutare attentamente come procedere. In queste circostanze, le tonsille sono spesso ingrossate. Se sono rimosse, la respirazione o migliorerà oppure ritornerà normale, e quindi il trattamento con l'ormone della crescita può iniziare.

Esercizio fisico

Probabilmente per la debolezza muscolare, lo sviluppo motorio nei bambini piccoli con PWS è lento. Per velocizzare il loro progresso, i genitori ed i fisioterapisti possono fare eseguire al bam-

'Jeremy ha iniziato la terapia con ormone della crescita quando aveva sette anni e mezzo. Aveva iniziato la scuola solo pochi mesi prima; la sua maestra non lo conosceva molto bene, ma non notò la differenza: ora è molto più motivato, a ginnastica non protesta immediatamente dicendo di essere stanco ed ha cominciato a fare più cose spontaneamente. Abbiamo imparato velocemente come gestire le iniezioni e dopo poco tempo Jeremy voleva addirittura praticarsele da solo. Ora si fa le iniezioni da solo con la speranza che un giorno diventerà alto come suo papà.'

bino alcuni esercizi. A causa della loro ipotonia ed inadeguata massa muscolare, questi bambini hanno bisogno di un tipo di terapia simile agli esercizi fatti nei centri di fitness. Lo scopo della fisioterapia per i bambini piccoli con PWS è di aumentare la loro massa muscolare. Noi adulti sappiamo dalla nostra esperienza che è un processo arduo e faticoso.

I bambini con PWS sono in generale troppo tranquilli e sedentari. I loro muscoli non si sviluppano abbastanza perché non si muovono sufficientemente. È quindi importante stimolare questi bambini a muoversi di più. Anche se può risultare pesante per i genitori, è consigliabile mettere continuamente il bambino in posizioni scomode di modo che non si sentano a loro agio e comincino a divincolarsi e a piangere. Questo aumenta il loro livello di attività ed è la forma migliore di esercizio mu-

'Monika ha cominciato la fisioterapia quando aveva 5 mesi perché non riusciva a sostenere la testa da sola. Ogni passo intrapreso è stato veramente duro. Monika ha anche ricevuto una terapia occupazionale come parte del suo programma educativo.'

scolare. Pensiamo che il metodo Vojta di fisioterapia sia particolarmente adatto ai bambini piccoli con PWS. La tecnica Vojta è una forma specifica di fisioterapia nella quale i bambini vengono messi in diverse posizioni che sono appositamente studiate per aumentare la loro attività muscolare (www.vojta.com).

Altri bambini tendono a rifiutare il movimento. Però, la maggior parte dei bambini con PWS ha capacità motorie molto

'Nei primi due anni, abbiamo portato Jeremy dal fisioterapista quattro volte la settimana e, naturalmente, faceva molti esercizi anche a casa! Poi ci siamo presi una pausa di un anno, in primo luogo per tirare il fiato dopo le interminabili visite in pediatria, ed in secondo luogo, con il sostegno del pediatra, per vedere come Jeremy se la cavava da solo. Poi abbiamo ripreso la fisioterapia una volta la settimana, assieme a visite settimanali da un terapista occupazionale per migliorare la sua capacità motoria.'

buone. Questo significa che sono felici se stanno seduti a giocare, ma non urlano come fanno di solito gli altri bambini della stessa età. Giochi motivanti e un supporto fisioterapeutico con movimenti adatti possono aiutare a far accrescere il loro desiderio di muoversi. Il senso di equilibrio del bambino va sviluppato tanto quanto i suoi muscoli e questo può essere ottenuto attraverso il gioco, per esempio usando pattini a rotelle.

Come in tutte le terapie, è importante – e molto difficile – trovare il giusto livello di sviluppo della loro capacità motoria. Il bambino dovrebbe essere spinto ad accondiscendere, ma non gli si deve chiedere di fare più di quello che è in grado di fare. Spesso è difficile per i genitori decidere quanto aiuto richiedere agli specialisti per migliorare le capacità dei figli, e quanto impegno possano e debbano aspettarsi da questi ultimi permettendo loro allo stesso tempo di essere semplicemente dei bambini. [fig. 19]

Molti genitori i cui bambini sono stati trattati con l'ormone della crescita hanno notato che la terapia ha avuto una influenza positiva e che essi si muovono molto più di prima. Però, anche con questo trattamento, i bambini con PWS si muovono molto meno rispetto ai bambini sani. In un progetto di ricerca portato avanti dalla Fondazione di Zurigo 'Growth, Puberty, Adolescence', l'attività fisica spontanea dei bambini con PWS sotto terapia con l'ormone della crescita è stata misurata usando pedometri. I pedometri convertono gli impulsi motori in distanze e mostrano i risultati in chilometri. I bambini con PWS ed un gruppo di controllo di bambini sani hanno indossato un pedometro per 3 giorni consecutivi. Abbiamo notato che i bambini con PWS raggiungevano solo 11 km in 3 giorni, mentre i bambini sani ne coprivano 26. Nonostante il trattamento con l'ormone della crescita, i bambini con PWS mostrano una naturale avversione verso l'attività fisica. Questa scarsa attività è tanto significativa quanto il constante senso di fame.

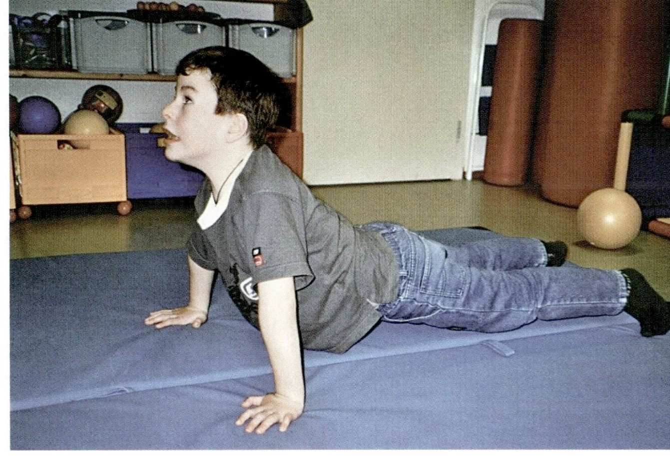

[Fig. 19] **Un bambino di 6 anni con PWS durante i suoi esercizi di allenamento durante la fisioterapia.**

La fase successiva di studio è stata indirizzata a capire se i muscoli dei bambini con PWS possono essere stimolati allo stesso modo dei bambini sani. A questo punto, abbiamo escogitato un esercizio per rinforzare i muscoli della parte inferiore della gamba, che devono essere svolti per 3–4 minuti ogni giorno per un periodo di 3 mesi. Grazie a questo esercizio, la massa muscolare nelle gambe dei bambini con PWS è aumentata in maniera significativa ed ha raggiunto il livello massimo dopo circa 50 giorni in media di allenamento. Un comportamento simile è stato riscontrato nei bambini sani. Sembra quindi che sia possibile aumentare la massa muscolare dei pazienti con PWS con gli stessi risultati raggiunti dai bambini sani. Possiamo allora concludere che la ridotta massa muscolare dei bambini con PWS è una diretta conseguenza della loro mancanza di attività fisica.

È stato anche molto gratificante scoprire che verso la fine del programma di allenamento, i bambini con PWS mostravano un significativo aumento nell'attività fisica spontanea. La distanza percorsa a piedi aumentava dal 45 al 70% rispetto a quella del gruppo campione di controllo. Questo significa che è possibile migliorare le prestazioni nel comportamento di bambini con PWS, che principalmente giocano in posizione seduta, usando un semplice programma di esercizio fisico di 3 minuti al giorno.

I ricercatori hanno anche misurato le abilità fisiche dei bambini all'inizio, alla fine e 3 mesi dopo la fine del programma. È emerso che per entrambi i gruppi, per es. bambini con PWS e un gruppo campione di controllo di bambini sani, il programma di esercizio fisico dava come risultato un significativo miglioramento nella abilità fisica. Alcuni bambini con PWS hanno quasi triplicato i loro livelli di rendimento mentre i bambini sani nel gruppo di controllo di riferimento avevano al massimo raddoppiato alla fine del programma. Una volta finito il programma speciale, le abilità fisiche di entrambi i gruppi sono diminuite, ma sono rimaste più alte di quando era iniziato lo studio, il che

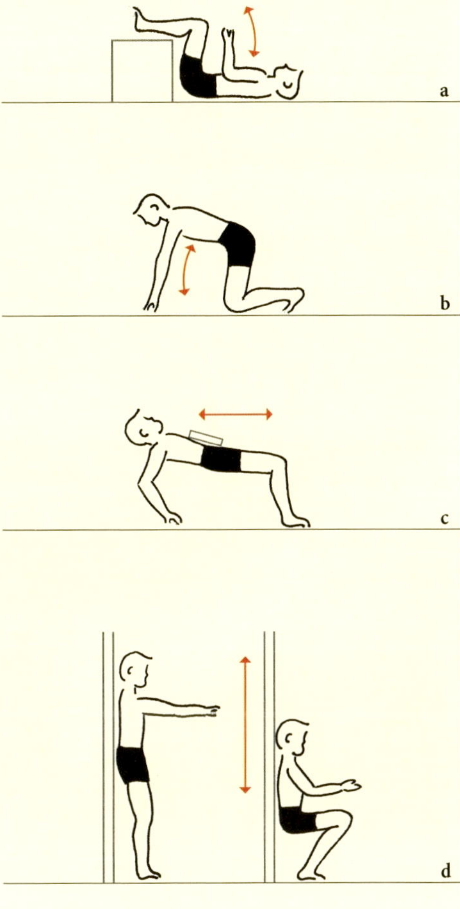

[Fig. 20] Programma di allenamento fisico per bambini con PWS (5–10 minuti, se possibile ogni giorno):

a) Un esercizio carpiato (muscoli addominali): in posizione supina, con le cosce flesse ad angolo retto sul bacino e le gambe orizzontali sostenute da una sedia, alzare la parte superiore del corpo fino a raggiungere il campanello.

b) Spingendo sulle ginocchia (muscoli pettorali e delle braccia): a carponi, abbassare la parte superiore del corpo fino a toccare il pavimento con la punta del naso.

c) Camminare a quattro zampe avanti e indietro per la stanza (muscoli delle braccia e glutei), con la pancia in alto e la schiena rivolta in basso. Questo esercizio si esegue meglio sostenendo un cuscino sulla pancia e facendo in modo che non cada giù.

d) Sedersi contro la parete (muscoli delle cosce): appoggiare la schiena alla parete e abbassare la parte superiore del corpo fino alla posizione seduta, senza utilizzare il supporto di una sedia. Mantenere questa posizione il più a lungo possibile.

e) Salire le scale (muscolatura delle gambe): salire due scalini e scenderli saltando uno dopo l'altro, saltando ed atterrando dolcemente, ammortizzando il peso del corpo.

suggerisce che il programma di esercizio fisico può avere effetti a lungo termine.

Siamo stati quindi in grado di dimostrare che un programma di breve attività fisica portato avanti regolarmente per circa tre minuti al giorno è sufficiente per migliorare drasticamente la massa muscolare locale ed il livello di attività fisica spontanea. [fig. 20]

Genitori ed educatori di bambini con PWS devono rendersi conto della importanza della attività fisica. Ogni paziente con PWS ha bisogno di un programma personalizzato adattato alla sua età ed ai rispettivi interessi e possibilità, per 3–4 minuti ogni giorno. Questo nuovo approccio al trattamento della PWS rappresenta un'altra importante forma di terapia, accompagnata dal controllo dell'alimentazione e al trattamento con ormone della crescita.

Terapia con ormoni sessuali

La ghiandola ipofisaria, controllata dall'ipotalamo, secerne due ormoni che a turno controllano le ghiandole sessuali – i testicoli nei ragazzi e le ovaie nelle ragazze. Negli uomini sani, i testicoli sono già attivi prima della nascita e producono gli ormoni, assicurando che i testicoli scendano dall'addome nello scroto. Più tardi, su stimolo della ghiandola ipofisaria, gli ormoni prodotti dai testicoli e dalle ovaie danno inizio allo sviluppo puberale. Questo inizia in media all'età di 11 anni per le ragazze e di 13 per i ragazzi. Dopo la pubertà, l'ormone prodotto nei testicoli (testosterone) è responsabile del desiderio sessuale e della virilità. Lo stesso ruolo è giocato nelle donne dagli ormoni prodotti nelle ovaie (estrogeni e progesterone), che controllano anche il ciclo mestruale.

Quando Prader, Willi e Labhart hanno descritto per la prima volta la PWS, hanno notato che, fino ad un certo punto, i testicoli e le ovaie dei bambini che avevano esaminato erano probabilmente non adeguatamente regolati. Nei ragazzi, questo fenomeno è evidente già alla nascita per la presenza di criptorchidismo e ipogenitalismo. La mancanza di sviluppo puberale è un'evidenza più tardiva. Nelle ragazze, è evidente dalle piccole labbra della vulva poco sviluppate, e dal mancato sviluppo puberale. Molte non presentano comparsa di ciclo mestruale.

È ancora poco chiaro se e quando i testicoli ritenuti vengono danneggiati. Gli esperti del settore, però, credono che i testicoli ritenuti dovrebbero essere fatti scendere nello scroto prima del secondo anno del bambino, in modo che possano essere protetti da possibili danni. Naturalmente, questa operazione può anche essere fatta più avanti nella vita. Se un ragazzo con PWS è successivamente trattato con l'ormone maschile testosterone al-

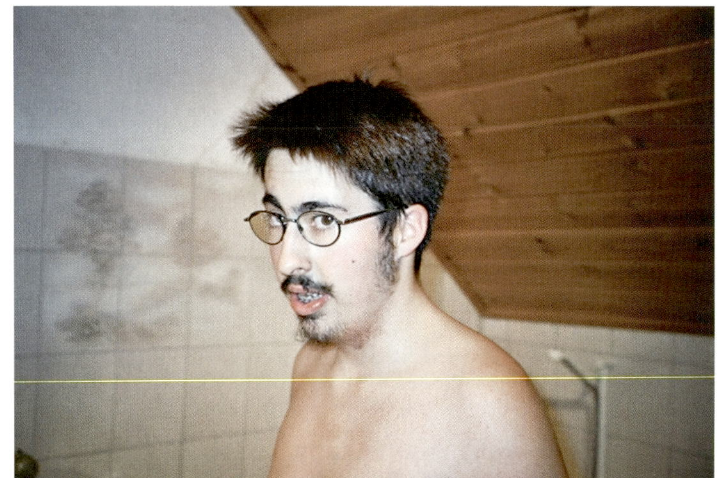

[Fig. 21] Un adolescente con PWS, trattato con ormone della crescita ed ormoni sessuali. A parte l'aumento della massa muscolare, gli ormoni sessuali maschili portano ad un cambiamento nella voce, i tratti somatici assumono sempre più le caratteristiche della adolescenza e comincia a crescere la barba.

l'inizio della pubertà, i testicoli potranno discendere nello scroto spontaneamente, grazie al livello ormonale adeguato. La decisione di intervenire per far scendere nello scroto i testicoli ritenuti dei ragazzi con PWS è perciò da valutare caso per caso.

La questione se fornire o meno ai pazienti la terapia ormonale sostitutiva è ancora controversa. Gli esperti hanno opinioni diverse su questo tema. Però è chiaro che anche i bambini disabili hanno diritto ad uno sviluppo puberale normale, perché questo è un importante processo sociale. Un ciclo mestruale regolare può aiutare le giovani ragazze, per esempio, a sentirsi normali, e donne adulte. Lo stesso vale per i giovani uomini, per i quali una voce più profonda e un aspetto più virile possono generare maggiore auto stima. [fig. 21]

Un effetto collaterale dello sviluppo puberale dei pazienti con PWS, in particolare nei maschi, può essere un peggioramento dello stato psicologico che conduce a frequenti scatti d'ira e alla testardaggine. È quindi utile discutere nei dettagli con il medico se e quando iniziare il trattamento con ormoni sessuali. È importante ricordare che, se dovesse causare problemi maggiori, questo trattamento può essere interrotto in ogni momento.

La terapia con gli ormoni sessuali è somministrata a ragazze e ragazzi in modo differente. Alle ragazze viene data una pillola che contiene ormoni femminili tipo pillola contraccettiva, ma senza effetti contraccettivi.Questo è impossibile nei ragazzi perché gli ormoni sessuali maschili, se presi sotto forma di pillola, verrebbero inattivati dal fegato prima di avere effetto. Gli ormoni sono quindi somministrati di solito con un'iniezione ogni 4 settimane, con dosi stabilite da un medico secondo l'età del paziente ed il suo stadio di sviluppo.

Supporto allo sviluppo

Prima vengono individuati i possibili problemi di sviluppo, e prima sarà possibile per il bambino sviluppare le proprie capacità con l'aiuto di misure di sostegno e correttive. È quindi importante prestare attenzione fin dai primi anni ad ogni possibile modificazione che si presenti in un bambino con PWS. Il pediatra dovrà quindi seguire il bambino più regolarmente del solito. Esami clinici, controlli e, soprattutto, un'attenta osservazione da parte dei genitori possono far emergere informazioni su poten-

'Stefan ha sviluppato il suo linguaggio, che per molto tempo tutti facevano fatica a comprendere persino le persone a lui più vicine. All'età di cinque anni, è stato portato da un logopedista ed anche da un fisioterapista. All'età di quattro anni, è entrato in un gruppo settimanale di gioco ed ora, a cinque anni, frequenta un asilo speciale. Prevediamo che frequenti una scuola speciale, dove continuerà a ricevere un supporto individuale.'

ziali deficit e fornire un'indicazione precoce sulla necessità di attuare terapie di supporto.

Anche lo sviluppo dell'intelligenza e delle abilità cognitive variano tra i bambini con PWS; le capacità di apprendimento sono di solito moderatamente ridotte. Anche poco dopo la nascita, i genitori possono migliorare lo sviluppo dei loro bambini stimolandoli con giochi musicali, di apprendimento linguistico, ecc. Questo è particolarmente importante perché i bambini con PWS sono bambini tranquilli che piangono meno e sono meno curiosi su quanto li circonda al confronto di altri bambini – ed è per questo che hanno bisogno di maggiori stimoli. A questa età, è principalmente una questione di stimolazione precoce e di fisioterapia.

Più avanti negli anni, emergono i problemi dello sviluppo del linguaggio. Un bambino PWS su tre ha serie difficoltà nell'acquisizione del linguaggio; regolari sedute di logopedia lo aiutano molto. In alcuni paesi si sta anche sperimentando una strategia differente, dove ai bambini con PWS viene insegnato il linguaggio dei segni insieme al linguaggio verbale. Questo permette ai bambini di esprimere i propri desideri e i propri pensieri in modo preciso fin dai primi anni.

Spesso, i bambini con PWS hanno doti particolari, per es. presentano pregi e difetti dell'apprendimento sotto aspetti diversi. La loro comprensione del linguaggio è di solito più avanzata della loro abilità nel parlare. È importante riconoscere i difetti e le capacità di ogni bambino ed offrire supporto nelle aree problematiche – e lodarli quando fanno bene. L'aiuto dello specialista è di solito necessario. Il livello intellettivo dovrebbe essere controllato in centri specializzati ai quali medici di famiglia e pediatri con pazienti PWS possono fare riferimento.

È vitale che i punti di forza e i punti deboli dei bambini con PWS siano identificati prima che inizino la scuola perché, a seconda del tipo di educazione scelto, l'abilità di apprendere del bambino può essere ampliata ed allargata anche in maniera sensibile. Molti bambini con PWS si sentono maggiormente a loro agio nelle classi più piccole le quali si possono adattare meglio ai loro ritmi di apprendimento individuale. Però, non esiste alcuna regola fissa; quale sia il percorso migliore per il bambino lo devono decidere i genitori, consultando insegnanti di asilo e scuola, specialisti dell'educazione, medici, psicologi ed altri esperti.

Supporto psicologico

Ridurre l'assunzione di calorie e aumentare il consumo energetico sono i compiti più importanti per gli educatori di bambini con PWS. In molti casi, sono i genitori che si devono prendere questa responsabilità. Devono controllare il desiderio che il loro bambino ha di mangiare 24 ore al giorno e motivarlo a portare

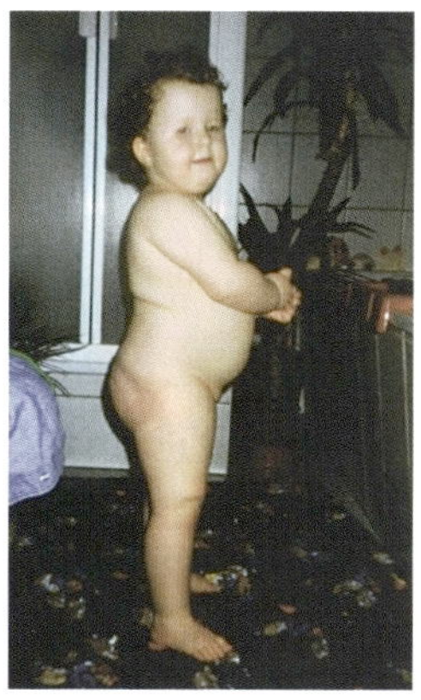

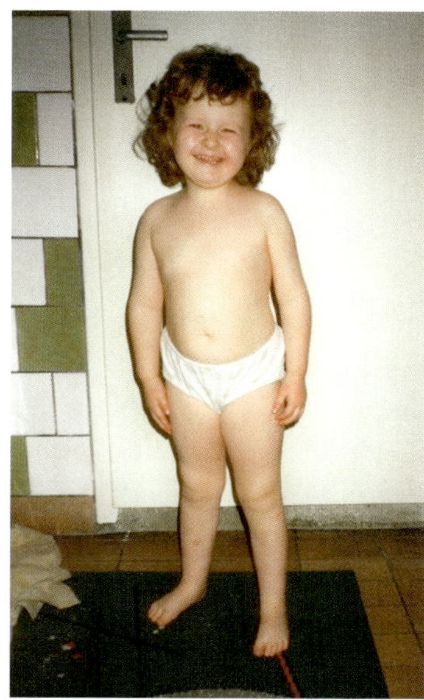

[Fig. 22 a/b] Calo di peso esclusivamente ottenuto grazie allo stretto controllo dell'assunzione del cibo. La differenza tra le due foto è data da una telefonata di 30 minuti con il proprio medico e da due anni di stretto controllo del cibo.

avanti un programma specifico di esercizio fisico – che in un bambino di questo tipo può essere difficile e può scatenare problemi comportamentali. [fig. 22 a/b]

Vivere con un bambino con PWS presenta spesso difficoltà, e richiede ai genitori molta forza e spesso di sacrificare le loro ambizioni e priorità. Abbiamo riscontrato, per esempio, che le madri di bambini con PWS hanno meno occasioni di lavorare fuori casa rispetto alle madri di bambini sani. Da colloqui avuti

'Abbiamo dovuto scegliere tra una classe normale, una classe speciale o una classe C, una piccola classe per bambini con disturbi sensoriali e del linguaggio. Dopo averci pensato a lungo, abbiamo optato per la classe C. Oggi, sia noi genitori sia Monika, siamo felici di quella scelta. La materia preferita da Monika è leggere, ma le piace anche scrivere e l'aritmetica. Partecipa con cautela alle lezioni normali. Lei ha escogitato furbescamente alcune strategie per evitare i confronti – per esempio, le piace far da arbitro nei giochi comuni.'

è emerso che la difficoltà a trovare un lavoro è dovuta al fatto che il loro bambino assorbe tutte le loro energie e risorse. Bisogna tenere conto che le risorse dei genitori di bambini con PWS non sono inesauribili – spesso si sentono esausti, distrutti e come se le loro forze e la loro pazienza fossero finite. Come possono affrontare questa situazione? Cosa devono fare quando il loro figlio chiede di mangiare ogni minuto, quando ha un'altra crisi e si rifiuta di andare a scuola? Cari genitori, ricordatevi che non siete soli. Ci sono molti consulenti professionali, psicologi e psichiatri, che possono aiutarvi lavorando al vostro fianco – e mostrarvi anche vie di uscita a situazioni apparentemente impossibili. Spesso è importante imparare a migliorare il modo di dosare le proprie forze e risorse senza vergognarsi di dover ricorrere all'aiuto di un esperto.

Avendo bambini o adulti con PWS maggiori possibilità di avere problemi psicologici rispetto ad altri, l'utilizzo di vari psicofarmaci, inclusi tranquillanti, è stato sperimentato. Il tranquillante venduto negli Stati Uniti sotto il nome di Prozac, per esempio, è stato considerato specifico per la PWS; questo è un tipo di farmaco che si dice abbia avuto risultati straordinari. Però, uno studio critico scientifico ha dimostrato che il Prozac agisce né più né meno come altri tranquillanti simili. Nessun farmaco psichiatrico è specificatamente adatto per la PWS. Se tale farmaco è necessario, lo psichiatra responsabile prescriverà le stesse medicine che avrebbe prescritto ad un paziente senza PWS che mostri gli stessi sintomi adeguando la posologia. È importante però ricordare che i pazienti con PWS di solito reagiscono maggiormente a questi farmaci. Il loro dosaggio dovrebbe perciò essere determinato con molta attenzione.

Non esistono quindi pozioni miracolose che risolvono tutti i problemi psicologici delle persone con PWS. E nemmeno esiste un inibitore miracoloso dell'appetito. Lo stesso si applica sia ai soggetti affetti da PWS che agli altri: ogni situazione deve essere valutata individualmente consultando il medico competente ed il trattamento farmacologico deve essere considerato con molta cautela ed attenzione.

L'educazione

Abbiamo investigato sui metodi educativi usati dalle famiglie di bambini con PWS comparandoli con quelli di un gruppo campione di famiglie con bambini sani. I genitori dei bambini con PWS erano molto più preparati sul modo di educare i loro bambini rispetto a quelli del gruppo campione – e non solo in relazione al cibo, essi puniscono anche meno i loro figli.

Lo studio ha anche evidenziato, in termini semplici, una relazione diretta tra metodi educativi dei genitori e peso dei bambini con PWS. Una educazione decisa aiuta a mantenere il peso ad un livello più ragionevole. Nelle famiglie del gruppo campione – quelli senza PWS – non esisteva questa correlazione, poiché l'equilibrio energetico nei bambini sani con un peso normale non richiedeva alcun controllo esterno. Naturalmente, ci sono enormi differenze da caso a caso, però, in generale sembra che i metodi educativi usati dai genitori di bambini con PWS siano molto importanti. In particolare nel campo dell'introito calorico, quanto si chiede ai genitori è spesso virtualmente impossibile. Non dovrebbero quindi aver paura di chiedere un supporto psicologico sotto forma di consiglio e consulenza educativa.

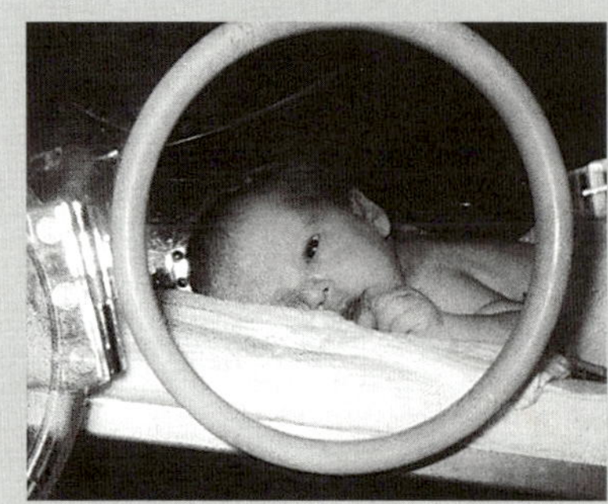

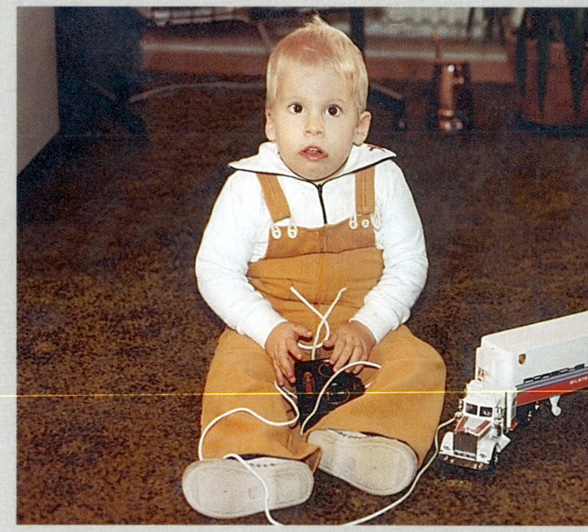

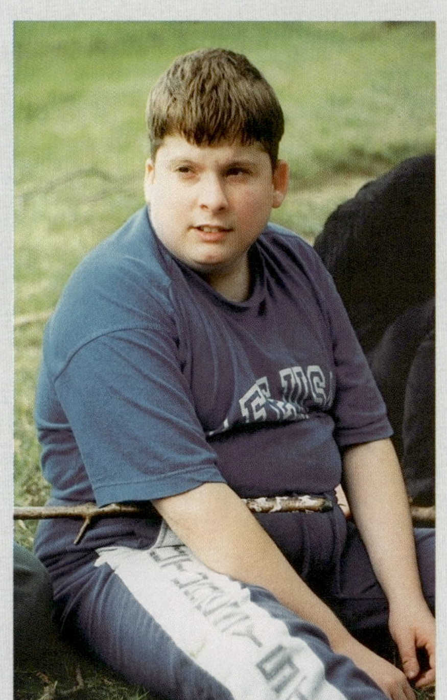

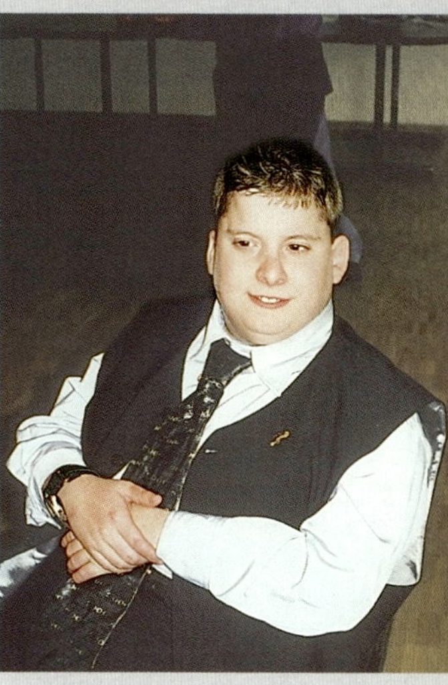

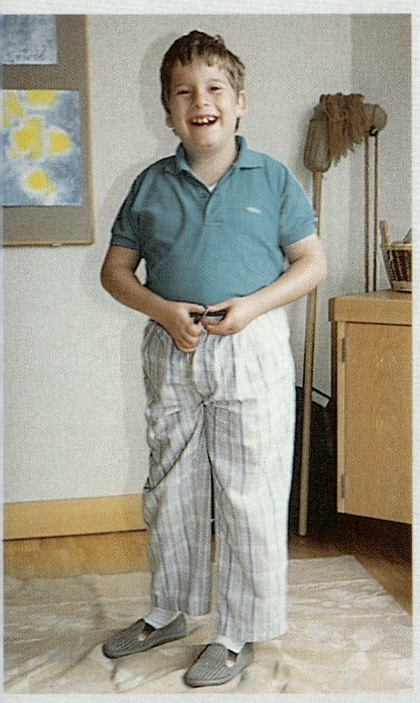

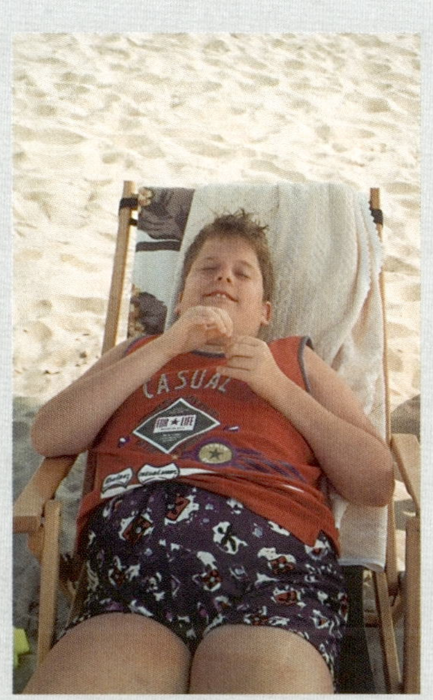

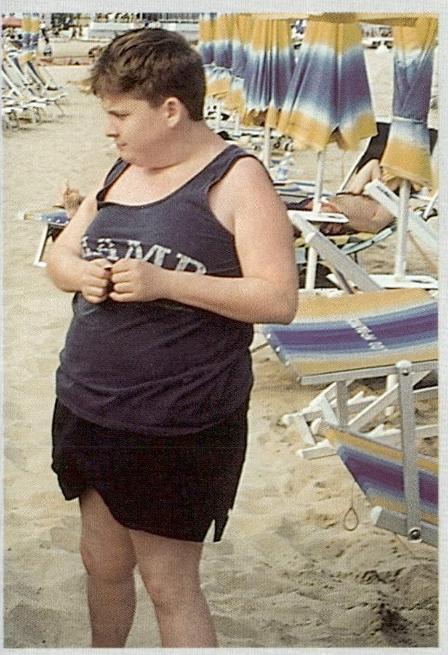

Piero

Piero è un tipico esempio di sviluppo di un bambino con PWS che non riceve attenzione particolare e terapia con ormone della crescita. Un elemento tipico è la necessità di un sondino di alimentazione gastrica, aumento precoce di peso e un comportamento sedentario che porta inevitabilmente all'accumulo di riserve di energia. Queste foto mostrano che i bambini affetti dalla sindrome, a parte mangiare troppo, cercano di evitare più possibile il movimento. La maggior parte delle volte, semplicemente si siedono o si sdraiano.

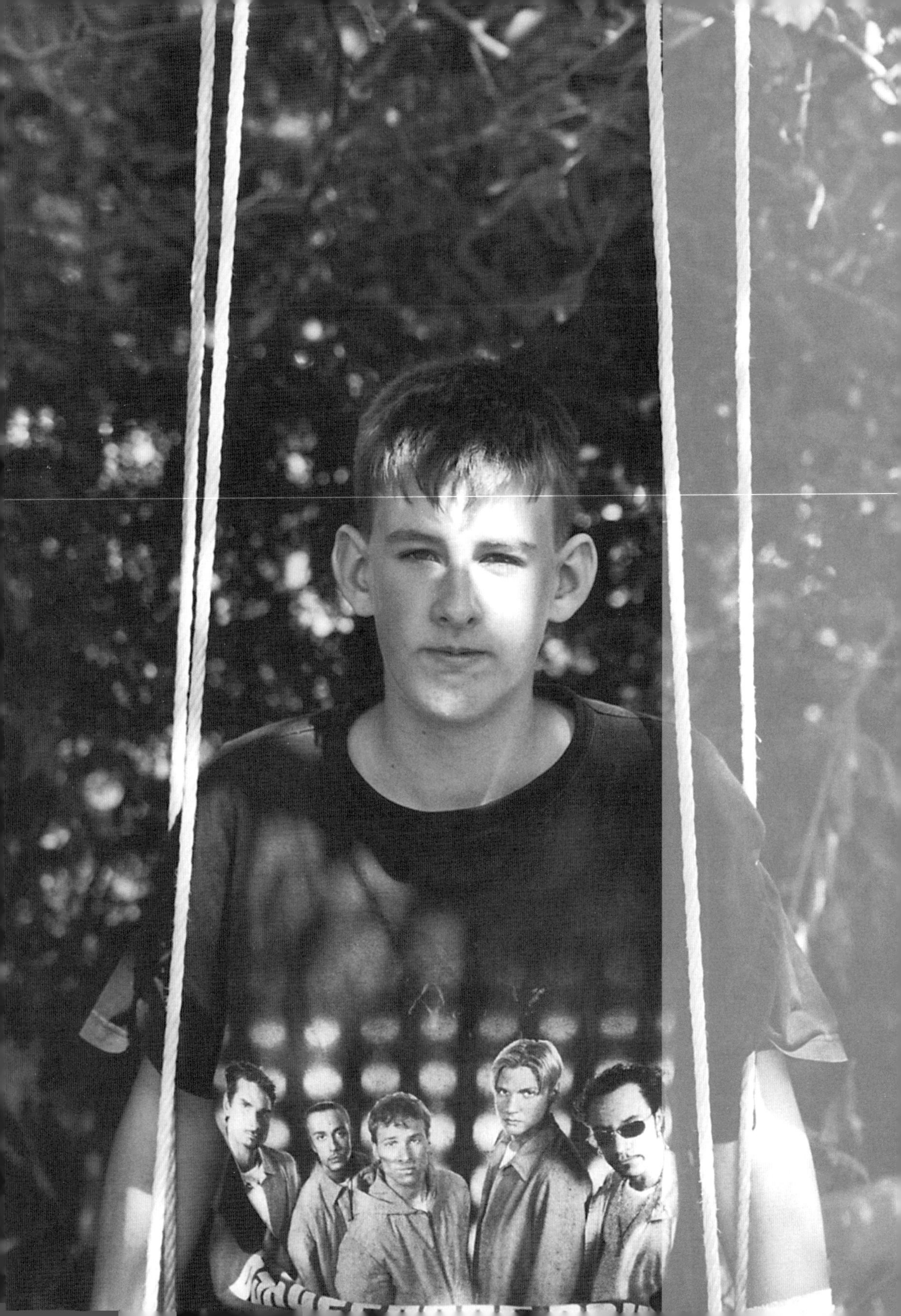

Note conclusive

'Io penso che la cosa più importante sia accettare il bambino per quello che è. Un bambino con la PWS è e sarà sempre disabile. Però, più calmi sono i genitori con il loro figlio disabile, meno problemi "tipici" della PWS sorgeranno. Niente è peggio di genitori superficiali e poco determinati. Il bambino deve essere stimolato ma non in modo esagerato.'

Naturalmente, molto di più potrebbe essere detto e riportato sulla PWS: cose che i genitori hanno sperimentato e scoperto vivendo con un bambino PWS, strategie su come discutere con autorità scolastiche, servizi medici e sociali, fratelli e sorelle di bambini con PWS, ed altri membri della famiglia. Un libretto come questo non è sufficiente. Nemmeno può rispondere a tutti i bisogni personali legati alla PWS: vicini di casa, amici, parenti, insegnanti e terapisti hanno una grande varietà di domande; i genitori hanno bisogno di essere consigliati, in particolare nelle situazioni difficili come quando viene diagnosticata la sindrome per la prima volta. E gli stessi pazienti con PWS hanno ovviamente le loro necessità.

Poiché questo libretto è stato principalmente scritto per essere una guida informativa per persone che non hanno nessuna esperienza sulla PWS, è possibile che molti genitori, ovviamente, sentano che in situazioni specifiche non risponde in maniera adeguata ai loro bisogni. Per concludere quindi, qui dentro, si può trovare una parola, un consiglio di una madre di un bambino con PWS utile a tutti gli altri genitori di bambini con PWS:

'Affidatevi a un gruppo di sostegno, prendete contatto con altri genitori. Insieme saremo più forti e potremo ottenere molto di più. Personalmente, mi ha aiutato in particolare a:

- accettare l'idea di avere un figlio disabile,
- trovare conforto quando una situazione sembra disperata,
- trovare le terapie giuste ed i terapisti adatti per mio figlio,
- chiedere aiuto alle istituzioni,
- essere coinvolti nell'informare di più la gente sulla PWS e portarla all'attenzione di medici, terapisti ed esperti,
- trovare persone con cui parlare e che stanno vivendo esperienze simili alle nostre, ed, infine, gli stessi bambini amano fare cose in gruppo!' [fig. 23]

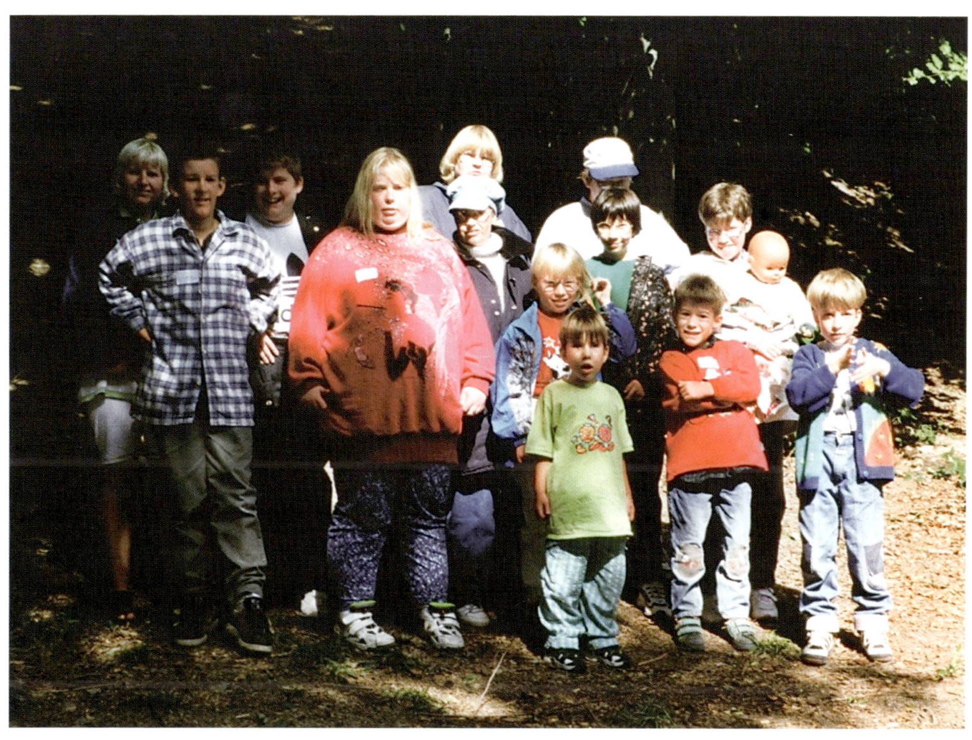

[Fig. 23] Bambini con PWS di due differenti generazioni: con e senza programma di cure multidisciplinari.

Indirizzi e siti web di associazioni di genitori nazionali ed internazionali

Italia
Federazione delle Associazioni Italiane per l'aiuto ai soggetti con sindrome Prader-Willi
Maria Antonietta Ricci (Presidente)
Via Manzoni 29/b
IT–10040 Druento
E-mail: apwto@tin.it
www.praderwilli.it

Austria
Österreichische Gesellschaft Prader-Willi Syndrom Selbsthilfegruppe von Betroffenen für Betroffene
Dr. phil. Verena Wanker-Gutmann
Schloss Frohnburg, Hellbrunner Allee 53
AT–5020 Salzburg
E-mail: frohnburg@salzburg.co.at
www.prader-willi-syndrom.at

Francia
Association Prader-Willi France
Jean-Yves Belliard (Presidente)
10, rue Charles Clément
FR–02500 Mondrepuis
E-mail: jean-yves.belliard@wanadoo.fr
http://perso.wanadoo.fr/pwillifr

Germania
Prader Willi Syndrom Vereinigung Deutschland e.V.
Thomas Groß (Presidente)
Söllockweg 66
DE–45357 Essen
E-mail: ThomasGross@prader-willi.de
www.prader-willi.de

Regno Unito
Prader-Willi Syndrome Association (UK)
125a London Road
Derby DE1 2QQ
England
E-mail: Website@pwsa-uk.demon.co.uk
www.pwsa.co.uk

Stati Uniti
Prader-Willi Syndrome Association (USA)
Janalee Heinemann (Direttore Esecutivo)
5700 Midnight Pass Road, Suite 6
Sarasota, FL 34242
E-mail: execdir@pwsausa.org
www.pwsausa.org

Svizzera
Swiss PWS Association
Andreas Bächli (Presidente)
Bugg 3
CH–9478 Azmoos
E-mail: mail@prader-willi.ch
www.prader-willi.ch

International PWS Association
Pam Eisen (Presidente)
E-mail: pam@ipwso.org
www.ipwso.org

Ulteriori informazioni e pubblicazioni possono essere trovate su:
www.childgrowth.org